Stephen Grosz

Die unbewusste Sprache der *Liebe*

Wie wir uns binden
und uns selbst
verstehen können

Aus dem Englischen
von Bernhard Robben

S. FISCHER

MIX
Papier | Fördert gute Waldnutzung
FSC® C014496
FSC
www.fsc.org

Erschienen bei S. FISCHER

Die englische Originalausgabe erschien 2025 unter dem Titel:
»Love's Labor« im Verlag Chatto & Windus

Satz: Fotosatz Amann, Memmingen
Druck und Bindung: GGP Media GmbH, Pößneck
ISBN 978-3-10-002394-0

Kontaktadresse nach EU-Produktsicherheitsverordnung:
produktsicherheit@fischerverlage.de

Für meine Familie, in Liebe

Liebhaben von Mensch zu Mensch: das ist vielleicht das Schwerste, was uns aufgegeben ist, das Äußerste, die letzte Probe und Prüfung, die Arbeit, für die alle andere Arbeit nur Vorbereitung ist.

Rainer Maria Rilke, *Briefe an einen jungen Dichter*

Vergiss nicht, all unser Scheitern ist letztlich ein Scheitern in der Liebe.

Iris Murdoch, *The Bell*

Inhalt

Prolog: Hingabe *11*
1. Heirate mich *17*
2. Verlorene Liebe *43*
3. Ein unmögliches Verlangen *62*
4. Fleischliche Begierden: Drei Fälle *92*
5. Verbindungen *108*
6. Das Geschenk *134*
7. Funken *140*
8. Liebe und Zeit *148*
9. Heimfahrt *158*
10. Heimsuchungen *163*
Epilog: Liebe und Glück *191*
Quellen und Anmerkungen *195*
Danksagungen *205*

Prolog: Hingabe

Es ist 1983, der erste Montag nach Neujahr. Dunkler Himmel, ein eisiger, heftiger Regen. In der Harley Street wimmelt es von Taxis. Springen die Ampeln auf Grün, bleiben die Taxis stehen. Es ist nirgendwo Platz. Regenschirme wippen in schrägen Winkeln; ihre Besitzer halten sie schief, um Zusammenstöße zu vermeiden.

Ich finde Haus Nummer fünf in der Upper Wimpole Street und läute. Die Sprechstundenhilfe führt mich in einen von mehreren Stehlampen erhellten Warteraum. Im Kamin brennt ein Feuer. Dunkle Dielen, ein großer Teppich. Ich setze mich ans hintere Zimmerende, damit ich die Tür im Auge behalten kann.

Wer Psychoanalytiker werden will, muss sich zuvor selbst einer Analyse unterziehen, und diese Lehranalyse wird einen tiefgreifenden Einfluss auf die eigene Arbeit haben – wie könnte es anders sein? Ich warte auf meine erste Analysestunde.

Um Punkt neun Uhr kommt Dr. Limentani, begrüßt mich mit einem kurzen Lächeln und nickt. Er führt mich in ein bescheidenes Zimmer, in dem es noch wärmer als im Warteraum ist, und setzt sich in seinen Sessel hinter der psychoanalytischen Couch. »Machen Sie es sich bequem. Sessel oder Sofa.« Er schwieg einen Moment. »Ich glaube, das Sofa ist bequemer.«

Denke ich vierzig Jahre zurück an den Beginn meines Lebens als Psychoanalytiker, muss ich an diesen Übergang vom Lärm der Außenwelt in die Stille denken, von der Kälte in die Wärme. Ich muss auch daran denken, wer ich war.

Einunddreißig Jahre alt und unreif. Ich war impulsiv, jemand, der sich rasch verliebte und der Intensität häufig mit Intimität verwechselte. Ich glaubte, die Dinge klar zu sehen, mein Verständnis von Liebe aber war durch die begrenzten und begrenzenden Erzählungen der Populärkultur geprägt. Mit Freunden redete ich über die Liebe, als wäre sie eine Stelle, die man am besten mit Hilfe eines Komitees besetzte. Und ich dachte, wenn ich den ›richtigen‹ Menschen fände, käme das Glück ganz von selbst.

Es gab vieles, was ich nicht verstand. So hatte ich nicht verstanden, dass jeder für sein eigenes Glück verantwortlich ist. Dass ich, wenn ich zu mir selbst nicht nachsichtig und fürsorglich war, das Risiko einging, von manch anderen auf gleiche Weise behandelt zu werden.

Ich verstand nichts von Schmerz. Ich hielt die vielen Arten Schmerz, unter denen wir leiden, wenn wir jemanden lieben – Sehnsucht, Sorge, Trauer – für Gefühle, die es zu meiden galt, für Symptome, die beseitigt gehörten. Ich verstand nicht, dass wir über kein besseres Instrument als den Schmerz verfügen, um herauszufinden, wonach wir verlangen.

Wir täuschen uns selbst über die Liebe, über das Wer, Was und Warum. Wir verfügen aber auch über die Macht, diese Täuschung zu durchschauen. Liebesmüh, wie Shakespeare sie nennt, ist Arbeit, der wir uns unterziehen müssen, wenn wir uns selbst und die von uns Geliebten verstehen wollen. Das ist unser Versuch, uns der Welt anzuschließen, wie sie ist. »Liebe«, schrieb Iris Murdoch, »ist die Wahrnehmung eines Einzelnen. Liebe ist die extrem schwierige Einsicht, dass jemand anderes als man selbst auch real ist.« Und sie fährt fort: »Liebe ist die Entdeckung der Wirklichkeit.«

Meine erste Lehrstunde in der Liebe: der Unterschied zwischen Hingabe und Unterwerfung.

Ich legte mich auf Dr. Limentanis Couch und wurde von meinen eigenen Tränen überrascht. Während eines Großteils unserer Sitzung brachte ich kaum ein Wort heraus. Heute denke ich, dass sich damit jene Erleichterung bemerkbar machte (was ich seither auch bei eigenen Patienten beobachten konnte), die es für mich bedeutete, dass da jemand war, der mir zuhörte, und dass er auch noch am nächsten Tag da sein würde und am Tag darauf, solange ich eben zu ihm kommen wollte.

Als ich meine Stimme wiederfand – wenige Tage später –, redete ich mit meinem Analytiker über meinen Ödipuskomplex, über Projektionen und Introjektionen, Übertragung und Gegenübertragung. Ich erklärte ihm, wie ich Freud verstand, Lacan, Klein und Winnicott. Ich erzählte, was ich von den jüngsten Artikeln im *Journal of the American Psychoanalytic Association* und dem *International Journal of Psychoanalysis* hielt. Eine Zeitlang ließ er mich auf diese Weise weitermachen, bis er nach einigen Wochen schließlich fragte: »Ist Ihnen aufgefallen, dass Sie weit mehr über psychoanalytische Theorie reden als ich?«

Was wollte er damit andeuten? »Schreibt Freud in seinen *Einführungen* nicht, dass die klinische Praxis auf psychoanalytischer Theorie basiert?«, fragte ich.

»Sicher, *wir* können uns über die psychoanalytische Theorie unterhalten«, sagte er, »aber wo bleiben dann *Sie*?« Und bei anderer Gelegenheit: »Warum kommen Sie zu Ihren Sitzungen immer in Begleitung von Freud oder sonst einem großen Analytiker? Warum haben Sie solche Angst davor, hier allein zu sein?«

Damals dachte ich, Dr. Limentani wollte mir sagen, wenn ich mich der psychoanalytischen Theorie hingab, flirtete ich mit der Falschen, und dass ich es lieber mit der klinischen Psychoanalyse halten sollte, mit der konkreten Erfahrung. Wie sich herausstellte, war Dr. Limentani jedoch dabei, etwas zu entwirren, das ich nicht einmal sehen konnte, so sehr war es Teil meiner selbst.

Ich machte nicht nur penible Ausführungen zur psychoanalytischen Theorie, ich war als Patient darüber hinaus auch unglaublich – vielleicht sogar zwanghaft – folgsam. Nie kam ich zu spät, versäumte nie eine Sitzung, zahlte meine Rechnung an dem Tag, an dem ich sie erhielt. Dr. Limentani sah meinen Wunsch, ihm zu gefallen, alles zu tun, was er vermeintlich von mir verlangte. Im Laufe der Zeit wies er mir in einer Reihe scharfsinniger Analysen nach, dass ich davon überzeugt war, wenn ich mich ihm *unterwürfe* – wenn ich zu dem Patienten wurde, den er sich meiner Meinung nach wünschte –, dann würde er mich akzeptieren, und diese Akzeptanz würde mich erheben, mich heilen, mich meinem Leben zurückgeben.

Ich näherte mich Dr. Limentani, wie ich mich so vielen anderen Menschen genähert hatte, die in meinem Leben wichtig waren. Ich wollte ihm gefallen, weil ich hoffte, seine Akzeptanz – seine Liebe – würde mich verändern. Durch seine Auslegungen lernte ich schließlich zu verstehen, dass dies mehr als nur ein zugrundeliegendes Muster meines Lebens war: Es war mein Leben selbst.

Mir wurde klar, dass es einen entscheidenden Unterschied zwischen Sich-Hingeben und Sich-Unterwerfen gibt. Hätte ich früher über diesen Unterschied nachgedacht, wäre mir womöglich mancher Kummer erspart geblieben. Sich etwas – oder jemandem – hinzugeben heißt auch loszulassen, etwas freizugeben. Wenn sich zwei Menschen einander hingeben, fühlen sie sich lebendig, gestärkt, akzeptiert. Sie lieben.

Unterwerfung ist anders. Sie beginnt zwar auch mit dem Verlangen, geliebt zu werden, doch wenn wir uns einem anderen Menschen unterwerfen, fühlen wir uns, als seien wir unter seine Kontrolle geraten. Unterwerfung ist ein Tauschgeschäft: Ich gebe dir, was du willst – ermögliche dir, *der zu sein, der du sein willst* –, und im Austausch dafür wirst du mich lieben. Da dieses Geschäft unrealisierbar, also zum Scheitern verurteilt ist, geht Unterwerfung meist mit Gefühlen der Resignation oder Depression einher.

Als ich schließlich lernte, Dr. Limentani zu vertrauen und mein Theoretisieren außen vor zu lassen – mich also der Analyse hinzugeben –, stellte ich fest, dass ich nicht mehr so oft in Tränen ausbrach. (Ebenso wie ich feststellte, dass die Welt nicht unterging, wenn ich einmal weinte.) Ich hatte andere Dinge zu sagen. Keine Ahnung, was genau ich gesagt und was er geantwortet hat; sicher aber habe ich über das geredet, was in meinem Leben vorging – die Trennung von einer Freundin, meine Gedanken zur Recherche für die Doktorarbeit und zur Ausbildung, über den Krebs meiner Mutter. Mit seinem ruhigen Beharren darauf, von meinen Gefühlen, Träumen und Assoziationen hören zu wollen, brachte Dr. Limentani mich dazu, in mühevoller Kleinarbeit eine Karte meiner Innenwelt zu entwerfen. Hier das Verlangen, hier der Neid und hier, an dieser Stelle, die Traurigkeit.

Nach und nach verbesserte sich die Kommunikation zwischen meiner Innen- und meiner Außenwelt – was ich wie eine Befreiung empfand. Es fiel mir leichter, Dinge zu begreifen, die zuvor ein Rätsel geblieben waren. Mehr noch, ich fühlte mich nicht länger so einsam, nicht länger wie vor einem unüberwindbaren Hindernis.

Ich begann meine Analyse in dem Glauben, dass Dr. Limentani von Anfang an wusste, was es mit mir auf sich hatte – dass Psychoanalytikersein bedeutet, bereits zu wissen. Das genaue Gegenteil ist der Fall: Die Psychoanalyse ist eine besondere Form des Nichtwissens. Psychoanalyse, das sind zwei Menschen, die es beide nicht wissen. Im Prozess der Analyse geht es darum, gemeinsam zu denken, gemeinsam Bedeutung zu finden. Und Reden und Zuhören waren für ihn – für uns – die einzige Möglichkeit, mich kennenzulernen.

1. Heirate mich

1

Ein Blick auf mein Filofax von 1989 verrät mir, dass ich am letzten Samstag im November ins Kettle's Yard Museum in Cambridge wollte, um mir eine Gemäldeausstellung anzusehen. Als ich spät am Freitagabend einen Anruf von Sophie A. erhielt, musste ich dieses Vorhaben aufgeben.

Sophie hatte meine Nummer von einer Freundin erhalten, da sie meinte, dringend mit jemandem reden zu müssen. Sie und ihr Verlobter Nicholas - Nick - hatten am Wochenende zuvor ihre Hochzeitseinladungen geschrieben. Seine Hälfte hatte er am Montagmorgen zur Post gebracht. Die hundertfünfzig Einladungen, für die Sophie verantwortlich war, lagen noch an ihrem Arbeitsplatz in einer Einkaufstüte unterm Tisch. Sie brachte es nicht über sich, sie abzuschicken, zurück mit nach Hause zu nehmen oder Nick davon zu erzählen. Sie wusste einfach nicht, was sie tun sollte, war sich nicht einmal sicher, ob sie mich wirklich anrufen sollte. Ich bot ihr für den nächsten Tag einen Termin für ein Erstgespräch an.

Am Samstag erschien Sophie nicht zur verabredeten Zeit. Fünfzehn Minuten später ging ich davon aus, dass sie die Einladungen doch abgeschickt oder mit ihrem Verlobten geredet hatte und nun mit den Folgen leben musste. Ich stand in der Kochnische neben meinem Sprechzimmer, machte mir eine Tasse Kaffee und öffnete Briefe, als es an der Tür klingelte.

Die Frau auf meiner Schwelle war großgewachsen und modisch gekleidet, das glatte dunkle Haar zu einem geometrisch geformten, kinnlangen Bob frisiert. Sie trug eine Brille mit Drahtgestell. Bis auf ihre Jeans war sie ausschließlich schwarz gekleidet. Sie schien zu zaudern. Ohne den Mantel auszuziehen, setzte sie sich mir gegenüber auf den Rand des Sessels und entschuldigte sich vielmals für ihre Verspätung. Sie erklärte, sie hätte am Haus ihrer Eltern angehalten, um ihnen von den Einladungen zu erzählen, hätte sich aber, als sie dort war, dann doch nicht getraut.

»Wahrscheinlich hatte ich Angst vor ihrer Reaktion«, sagte sie. »Sie haben Nick wirklich gern.« Wieder entschuldigte Sophie sich. Normalerweise sei sie nicht so, sagte sie. Sie arbeite als Kunstredakteurin für eine landesweite Zeitung und sei, sagte sie, ein verantwortlicher Mensch, weder unentschlossen noch impulsiv.

»Ist Ihnen früher schon einmal etwas Ähnliches passiert?«

»Nein, noch nie.«

Sophie erzählte mir von ihrer Beziehung zu Nick. Sie hatten sich durch Freunde kennengelernt und mussten anfangs, als sie glaubte, er sei noch an einer früheren Freundin interessiert, auch einige Schwierigkeiten durchstehen. Die sexuelle Chemie zwischen ihnen aber sei gut. Natürlich gäbe es das ein oder andere, was ihr an ihm nicht gefiel. Kürzlich hatte er seine erste Stelle als Dozent an einer Londoner Universität angenommen, und sie fand, die Arbeit nehme einen zu großen Teil seiner Zeit in Beschlag. Es gab die üblichen Geplänkel wegen Abwasch und der nötigen Arbeit im Haus. Ein wenig führe er sich immer noch wie ein Jugendlicher auf, aber tun das nicht alle Männer?

»Ich bin bestimmt nicht jemand, mit dem es sich leicht zusammenleben lässt«, sagte sie. »Ich erwarte von ihm, dass er genauso gut organisiert ist wie ich. Schicke ich ihn mit einem Zettel, auf dem zehn Dinge stehen, zum Einkaufen in den Supermarkt, und er bringt nur acht nach Hause, fällt es mir schwer, mir meinen Frust nicht anmerken zu lassen. Mein Hätte-ich-das-nur-selbst-erledigt-Gesicht.«

Sie sagte, Nick könne sich wegen so etwas nicht aufregen. Frühere Freunde hatten das durchaus getan. Sie beugte sich in ihrem Sessel vor, knöpfte den Mantel auf und streifte ihn von den Schultern. »Ich liebe Nick wirklich sehr, Mr Grosz«, sagte sie. »Ich will keinen anderen. Ich weiß nur nicht, was mit mir los ist. Ich habe Angst.«

Sophie war in Notting Hill aufgewachsen, unweit der Portobello Road, in der ihre Eltern ein Antiquitätengeschäft betrieben. Sie sammelten historische Bauelemente – Kaminverkleidungen, Türbeschläge, Dielen, Gartenornamente, Lampen, Spiegel, Stoffe und Teppiche. Sophie fühlte sich schrecklich, weil sie es nicht geschafft hatte, ihnen von den Hochzeitseinladungen zu erzählen. Sonst erzählte sie ihren Eltern immer alles. Sie war ein Einzelkind und stand ihnen sehr nah.

Ich fragte Sophie nach ihrem Appetit und ob sie gut schlafe. Sie sagte, sie wache früh auf, gequält von Sorgen und grässlichen Träumen. Die Nacht zuvor sei entsetzlich gewesen. Aus lauter Angst davor, unsere Verabredung zu verpassen, sei sie immer wieder aufgewacht und hätte auf den Wecker gesehen. Irgendwann gegen Morgen sei sie dann doch fest eingeschlafen und hätte einen Traum gehabt.

»Ich habe geträumt, ich sei mit Mum und Dad in einem Umkleideraum. Wir sollten uns ausziehen und unter die Dusche gehen. Irgendwie aber wusste ich, dass man uns vergasen wollte. Es gab nichts, was ich dagegen tun konnte. Im Umkleideraum durften wir nicht bleiben. Wir mussten weitergehen, durch diese eine Tür. Wir würden alle sterben.« Sie schaute mich an. »Und dann bin ich aufgewacht.«

»Warum träume ich so was?«, fragte sie mich.

Mein Schweigen schien ihr nicht zu behagen.

Sie zauderte, dann sagte sie, dass sie keine Jüdin sei, Nick kein Jude. Dieses Thema, der Holocaust, darüber habe sie in letzter Zeit auch nicht nachgedacht. Vor einigen Monaten hatte sie im Fernsehen eine Dokumentation über Primo Levis Leben gesehen und eines seiner Bücher gelesen, aber auch das sei schon eine Weile her. Ihr Traum ergab für sie keinen Sinn. Stumm saßen wir einander gegenüber.

Nach ein oder zwei Minuten fragte ich sie, woran sie denke.

Sie spielte mit ihrem Verlobungsring und sagte dann, dass es ihr peinlich sei und dass sie hoffe, ich würde es nicht falsch verstehen, aber als ihre Freundin ihr vorschlug, mich aufzusuchen, hatte sie geglaubt, ich sei Jude. Grosz ist doch ein jüdischer Name, oder? Sie hatte an Freud gedacht. Er war doch Jude. Sophie hielt inne. »Das klingt bestimmt fürchterlich. Ich habe keine Ahnung, warum ich vom Holocaust geträumt habe.«

Meine Intuition sagte mir, dass es in Sophies Traum

nicht um Konzentrationslager ging, nicht um den Holocaust oder das Judentum – ihre Angst deutete auf eine befürchtete innere Katastrophe. Doch obwohl sie ihre Assoziationen ehrlich und frei darbot und obwohl ihr Traum so simpel daherkam, musste ich zugeben, dass es mir schwerfiel, einen Zugang zu finden. Ich steckte fest.

Ich erinnerte mich an etwas, das Freud geschrieben hatte – wenn er einen Traum nicht deuten konnte, bat er den Patienten, ihn zu wiederholen. Üblicherweise würde die Wiederholung leicht variieren – und laut Freud waren die Abweichungen von der ersten Beschreibung die Blößen im Tarnkleid des Traums.

Als ich sie bat, mir den Traum noch einmal zu erzählen, verwandte sie fast genau dieselben Worte wie beim ersten Mal. Nur als sie den Umkleideraum beschrieb, fügte sie ein Detail hinzu. »Er war nicht sehr groß«, sagte sie und hob die Arme. »Ungefähr wie hier, so groß wie dieses Zimmer.«

»Mein Sprechzimmer«, sagte ich und hob gleichfalls die Arme, »und das *ist* tatsächlich eine Art Umkleideraum.«

Sophie blickte mich verständnislos an.

»Ein Raum, in den Menschen kommen, um etwas abzulegen und Neues anzuprobieren.«

Sophie lächelte. »Gut möglich«, sagte sie, »aber was bedeutet das?«

Ich sagte, ich glaube, ihr Traum verweise womöglich auf ihre Angst, dass ihr Schritt in eine Zukunft – eine Veränderung – das Ende ihres Lebens mit ihren Eltern bedeuten könnte.

»Ich halte mich nicht für jemanden, der Angst vor Veränderung hat«, sagte sie.

»Sie wollen sich ändern – sie wollen heiraten, eine Familie gründen«, sagte ich, »aber ich glaube, Sie fürchten, diese Veränderung könnte die Familie Ihrer Kindheit gefährden.«

»Sie glauben nicht, dass ich heiraten will?«

»Das habe ich Sie nicht sagen hören«, erwiderte ich.

»Ich bin mir nicht sicher, ob ich das verstehe.«

Ich sagte Sophie, dass ich glaube, sie stecke fest. Sie wolle eine neue Familie gründen, wolle ihre alte Familie aber nicht zerstören. Weil sie die Einladungen nicht aufgegeben habe, plage sie ein schlechtes Gewissen, durch ihre Unterlassung schütze sie jedoch zugleich Nick wie auch ihre Eltern. »Hätten Sie die Beziehung zu ihm beenden wollen, hätten Sie ihm gesagt, dass Sie nicht weitermachen können.«

»Sie sagen, ich kann nicht vor und nicht zurück? Das verstehe ich. Eine clevere Beobachtung«, sagte sie, aber sie wollte wissen, wie sie zu einer Entscheidung gelangen konnte. Sollte sie heiraten oder nicht? »Ich hatte gehofft, Sie könnten mir helfen, dieses Problem zu lösen.«

Sophie schlang die Arme um sich, dann sah sie mich an. »Wann kann ich diesen Schritt tatsächlich vorwärtsgehen?«

»Das weiß ich nicht«, sagte ich. »Jetzt scheinen Sie es jedenfalls nicht zu können.«

»Das ist alles?«

Ich sagte, ich könne die Zukunft nicht vorhersagen.

Etwas anderes war mir noch aufgefallen. »Die Intensität Ihrer Angst – mir scheint es dabei um weit mehr als Ihre Hochzeit zu gehen – fast, als würden Sie, wenn Sie die Einladungen verschicken, Ihre Eltern auslöschen.«

Sophie dachte darüber nach. Sie sagte, manchmal,

wenn sie sich von ihren Eltern verabschiedete oder wenn sie sich wenig später von deren Haus entfernte, fürchtete sie, die beiden würden nicht miteinander reden, wenn sie nicht bei ihnen war. Mum und Dad schienen sich immer dann besonders nahe zu sein, wenn ihre Tochter mit irgendwelchen Schwierigkeiten zu ihnen kam – Geldsorgen, ein gesundheitliches Problem oder eines mit der Wohnung. Und sie halfen Sophie natürlich auch bei den Vorbereitungen zur Hochzeit.

Während sie redete, vermittelte sie mir das Bild einer Frau, die im Laufe vieler Jahre gelernt hatte, Probleme zu ihren Eltern zu bringen, weil sie so dafür sorgte, dass deren Ehe überlebte. Das sagte ich Sophie. Es machte sie betroffen, dass ich das Wort ›überleben‹ benutzte.

Bevor ihre Mutter, erzählte Sophie, sie bekam, erlitt sie mehrere Fehlgeburten. Nach Jahren vergeblicher Versuche hätte ihre Mutter schließlich Anne zur Welt gebracht, eine Frühgeburt. Die ersten Monate verbrachte das Baby im Kinderkrankenhaus Great Ormond Street in einem Brutkasten. Sechs Monate, nachdem die Eltern Anne schließlich mit nach Hause nehmen durften, fand Sophies Mutter die Kleine tot in ihrem Bettchen. Danach verloren ihre Eltern alle Hoffnung auf ein weiteres Kind.

Zu ihrer großen Überraschung aber – die Mutter war einundvierzig – bekamen sie Sophie. Noch heute nannten ihre Eltern sie manchmal »unser kleines Wunder«. So lange sie sich erinnern konnte, hatte Sophie gespürt, dass ihre Eltern fürchteten, irgendetwas könne sie ihnen auch wieder fortnehmen.

Ich fand, diese unausgesprochene Sorge um Sophies Überleben hatte zu der engen Beziehung zwischen den dreien beigetragen. Und es half uns auch, den Traum besser zu verstehen – Veränderung bedrohte das Überleben der Familie.

»Das leuchtet mir ein«, sagte Sophie und lehnte sich in ihrem Sessel zurück.

Während ich ihrem Schweigen lauschte, ertappte ich mich bei dem Gedanken, dass es unsere Verlusterfahrungen sind, die bestimmen, wer wir sind und wie wir leben. Verlust ist ein unabänderlicher Bestandteil unserer Existenz. Wir verlieren Mutterleib und Brust und gewinnen die Welt mit all dem, was sie an Nahrung zu bieten hat. Wir verlieren den Schutz der Mutter und gewinnen dafür Schule, Spiel und Freunde. Und wenn wir Intimität erleben wollen, müssen wir unser jugendliches Ich und die unmöglichen Erwartungen verlieren, die wir an die Liebe richten. Im Verlauf der Zeit verlieren wir unsere jugendliche Persönlichkeit, wir verlieren Menschen, Orte und irgendwann das Leben selbst. Letztlich verlieren wir alles, was wir je geliebt haben.

Durch meine Arbeit war mir das natürlich vertraut, dennoch hatte ich sie in diesem Maße noch nie *gefühlt*, diese Notwendigkeit, Vergangenheit loszulassen, um Gegenwart zu leben, eine alte Beziehung aufzugeben, um eine neue eingehen zu können – jener unvermeidliche Verlust, der im Innersten der Liebe ruht.

Zu diesem Zeitpunkt unseres zeitlich unbefristeten Erstgesprächs – bislang waren fast neunzig Minuten vergangen – hatte sich Sophies Frage verändert: Es ging nicht länger darum, ob sie Nick heiraten sollte, sondern darum, ob sie bereit war, den Verlust zu ertragen, den ihr diese Hochzeit abverlangen würde. Das sagte ich ihr.

Sophie stieß einen tiefen Seufzer aus. »Ich weiß nicht, was ich tun werde, aber mir ist viel leichter ums Herz«, sagte sie.

Obwohl wir erst anfingen, Sophies Dilemma zu verstehen, deutete ich ihre Äußerung dahingehend, dass ihr Traum uns einen Aspekt von ihr offenbarte, den sie noch nicht wahrgenommen hatte – und dieser bislang verborgene Teil ihrer selbst sei ihr nun zugänglich, so dass sie darüber nachdenken und versuchen konnte, ihn zu verstehen.

Mir schien dies ein angemessener Zeitpunkt, um für heute aufzuhören. Ich schlug Sophie vor, uns am Dienstagabend wiederzutreffen. Sie war einverstanden. Das war ein ermutigender Anfang.

Am späten Montagabend hinterließ Sophie eine Nachricht auf meinem Anrufbeantworter. Sie erklärte, sie sei am nächsten Tag gleich früh zur Arbeit gegangen, habe die Plastiktüte geholt und die Einladungen abgeschickt. Sie dankte mir und sagte, unser Gespräch habe ihr geholfen, eine Entscheidung zu treffen – sie liebe Nick und wolle ihn heiraten. Am Dienstagabend könne sie nicht kommen, doch sie würde mich in den nächsten ein, zwei Tagen anrufen, um einen neuen Termin zu vereinbaren. »Ich glaube, es wäre wirklich hilfreich, Sie wiederzusehen.«

In dieser Woche hat sich Sophie nicht wieder gemeldet, auch nicht in der nächsten. Es sollten viele Jahre vergehen, ehe ich wieder von ihr hörte.

2

1991, also zwei Jahre später, nannte sich eine junge Frau, die mich um eine Konsultation bat, »eine gute Freundin von Sophie«. Sie sagte: »Sophie glaubt, dass Sie mir helfen können.« 1998 bat mich eine andere Frau um ein Treffen und beschrieb sich als »gute Freundin von Sophie«. Und gleiches geschah 2004. Jedes Mal fragte ich mich, ob Sophie durch diese Empfehlungen mit mir zu kommunizieren versuchte, um mir zu sagen, dass sie mich nicht vergessen hatte oder dass sie selbst gern mit mir reden würde, ihren inneren Widerstand aber nicht überwinden konnte. Ich hatte sie seit Jahren nicht mehr gesehen – und hatte sie nie besonders gut gekannt –, weshalb ich natürlich nicht zu sagen vermochte, was diese Empfehlungen für Sophie bedeuteten.

3

Kurz vor Weihnachten 2015 – sechsundzwanzig Jahre nach unserem Erstgespräch – erhielt ich eine Voicemail von Sophie. »Ich hoffe, ich kann vorbeikommen und mit Ihnen reden«, sagte sie. Sie klang verstört, also hinterließ ich ihr eine Nachricht und bot einen Termin für den nächsten Tag an.

Nach dem Essen spielte ich mit meiner Frau und den Kindern Karten. Ich verlor oft, sehr zum Vergnügen meiner Tochter. Als die Kinder zu Bett gingen, griff ich wieder nach meiner Lektüre, doch fiel es mir schwer, mich zu konzentrieren.

Der Samstagmorgen begann kalt und klar – draußen war es noch still. Ich machte mir eine frische Tasse Kaffee und ging nach unten, um das Sprechzimmer vorzubereiten – Licht einschalten, Heizkörper aufdrehen, einen Krug mit kaltem Wasser und ein sauberes Glas bereitstellen –, um anschließend die Notizen von meinem ersten Treffen mit Sophie durchzugehen.

Meine Praxis liegt zwar im selben Gebäude wie das Wohnhaus, doch sind es separate Räume. Das Sprechzimmer ist überdies auf noch andere Weise etwas Besonderes. Im Haus redet die Familie meist über die Gegenwart – *Kann ich dir eine Tasse Tee machen? Was gibt es zum Abendessen? Hast du deine Schultasche auch nicht vergessen*? In meinem Sprechzimmer aber fühlt es sich an, als sei die Zeit aufgehoben. Seit vierzig Jahren sind Raum und Inhalt im Wesentlichen unverändert geblieben, eine Kontinuität, die jede Verbundenheit mit dem Vergangenen noch zu verstärken scheint. Das Sprechzimmer zu betreten kann sich für mich und auch für meine Patienten wie einer dieser rituellen Besuche in der Kindheit anfühlen – die zu Weihnachten im Haus der Großeltern oder wie die alljährlichen Ferienaufenthalte in immer demselben Cottage am Meer: Ort und Gegenstände scheinen Momente heraufzubeschwören, die längst vergangen sind.

Während ich in meinem Sessel saß, versuchte ich, mich an Sophie zu erinnern. Wer war sie? Wie war es für sie, sie selbst zu sein? In dem inzwischen vergangenen Vierteljahrhundert hatte ich geheiratet, Kinder gekriegt und in diesem Zimmer abertausend Stunden mit Patienten verbracht. Als ich Sophie zum ersten Mal traf, fing ich gerade erst an – was hatte ich da schon gewusst? Das war alles so lange her. Wer war dieser siebenunddreißigjährige Psychoanalytiker gewesen, der ihr zugehört hatte?

Um 10.15 Uhr klingelte es an der Tür. Sophies glattes schwarzes Haar war jetzt weiß, aber immer noch zu einem kinnlangen, geometrisch geformten Bob frisiert. Wie damals trug sie Schwarz. Wir lächelten und gaben uns die Hand. Sie grüßte mich, als sei kaum Zeit vergangen, seit wir uns zuletzt gesehen hatten, doch als wir durch den Flur zum Sprechzimmer gingen, wurde mir bewusst, um wie viel älter ich ihr vorkommen musste. Sie hängte ihren Ledermantel und einen breiten Schal über die Sessellehne. Ich war versucht, ihr zu sagen, dass es lang her sei, hielt mich aber zurück und wartete ab, wie sie beginnen wollte.

Sie sah mich an: »Ich muss mich entscheiden, ob ich meine Ehe beenden soll oder nicht.«

4

Sie erzählte, letzten Monat sei Nick auf einer Historikerkonferenz in Durham der Hauptredner gewesen. Am Morgen danach rief Sophie an, um ihn zu fragen, wie es gelaufen sei. Eine Frau ging ans Telefon. »Sie müssen sich keine Sorgen machen; er ist aus der Intensivstation entlassen und liegt auf seinem Zimmer – er ruht sich jetzt aus«, sagte sie.

Am Abend zuvor hatte er in seinem Hotel einen Herzinfarkt gehabt. Sophie fuhr mit dem nächsten Zug nach Lewes. Kaum in Durham angekommen, ging sie ins Universitätskrankenhaus. Nick schlief, einen Tropf am Arm. Sie sprach mit der Kardiologin, der Frau, die an sein Handy gegangen war und die ihr jetzt versicherte, Nick würde wieder ganz gesund. Anschließend fuhr Sophie mit dem Taxi in Nicks Hotel. Am Empfang sagte sie dem Manager, sie hätte gern den Schlüssel für Professor Murrays Zimmer; sie sei gekommen, um seine Sachen abzuholen. Der Manager hoffte, dem Professor ginge es wieder besser. Er sagte Sophie, seine Sachen seien bei der Concierge. »Professor Murrays Frau hat in seinem Zimmer bereits alles zusammengepackt«, sagte er. »Sie sind eine Kollegin?«

Sophie war schockiert. Ihr sei klar, sagte sie, dass es Anzeichen gegeben hatte – Einkäufe laut gemeinsamer Kreditkarte, über die sie nichts weiter wusste; im Kühlschrank fehlte eine Flasche Champagner. Nick hatte auch immer häufiger Textnachrichten erhalten. Ein- oder zweimal habe sie im Wagen oder an seiner Kleidung einen unbekannten Duft wahrgenommen. »Es ist mir aufgefallen«, sagte sie, »aber ich habe nicht weiter darüber nachgedacht.«

Sophie war sich unsicher, was sie über ihre Ehe erzählen sollte. Nach der Hochzeit seien sie sehr leidenschaftlich gewesen – Nick war liebevoll, aufmerksam, fürsorglich. Aus irgendeinem Grund aber sei, als die Kinder noch klein waren, ihr Verlangen erloschen. Sie könne es nicht erklären. Wo war ihr Herz? Sie liebte die Kinder. Sie waren ihr Mittelpunkt, vielleicht war da einfach kein Platz mehr für Nick. Oder sie hatten, als die Kinder noch klein waren, unterschiedliche Richtungen eingeschlagen. »Vielleicht haben wir uns verloren«, sagte sie. Aber das konnte es eigentlich auch nicht sein.

Nick arbeitete hart an seiner Karriere. Sie bewunderte seinen Ehrgeiz. »Aber ich möchte nicht, dass Sie den Eindruck bekommen, in unserer Ehe würde nur seine Karriere zählen«, sagte sie. »Er hat wahre Opfer für unsere Familie gebracht. Und für mich.«

Acht Jahre zuvor hatte Nick von einer amerikanischen Universität ein Angebot erhalten, eine einmalige Chance. Für ihn hätte es mehr Geld bedeutet, mehr Prestige und mehr Zeit, sich auf jene Arbeit zu konzentrieren, die ihn interessierte. Viele Akademiker in Nicks Position hätten sich darum gerissen, für die Familie wäre es aber kein guter Zeitpunkt gewesen, nach Kalifornien umzuziehen. Die Kinder gingen noch zur Schule, und nach Jahren, in denen sie als Freischaffende gejobbt und sich um die Erziehung der Kleinen gekümmert hatte, konnte Sophie endlich eine feste Stelle bei einem wichtigen Literaturfestival bekommen. Obwohl es Nick nicht leichtfiel, lehnte er das Angebot ab. Nach seiner Entscheidung fühlte sich Sophie ihm eine Weile näher, aber das Gefühl verflog wieder.

In den Wochen nach Nicks Herzinfarkt brachte es Sophie nicht über sich, die Affäre anzusprechen. Ihr fiel auf, dass er manchmal mit dem Handy im Bad verschwand, um heimlich Telefongespräche zu führen. In erster Linie aber konzentrierten sie sich auf seine Rekonvaleszenz. Nick war nach der Bypass-Operation noch schwach und von Sophie abhängig. Sie kochte für ihn, fuhr ihn zum Arzt, badete ihn.

Eines Tages sagte Nick dann nach dem Frühstück, er müsse in sein Büro an der Universität, einige Papiere holen. Sophie glaubte ihm nicht. Am Abend zuvor hatte er auf seinem Handy wieder Nachrichten getextet. Also erzählte sie ihm, was im Hotel geschehen war. Danach schwiegen sie beide lang.

Sophie gestand, dass sie die Frau kannte. Sie hatten sich einige Mal auf Dinnerpartys getroffen, und sie erinnerte sich, wie begeistert Nick von ihr erzählt hatte, als sie an den Fachbereich Geschichte wechselte. »Anscheinend ist sie das vielversprechende neue Talent in der Geschichte der Fotografie«, sagte Sophie. »Millie – so heißt sie – schreibt nicht nur, sie hat im Victoria and Albert Museum auch eine Ausstellung über Fotografie und was-weiß-ich kuratiert. Sie ist jung, zweiunddreißig, unverheiratet.«

Nick gestand Sophie, sie hätten erst kurz vor der Konferenz in Durham zum ersten Mal miteinander geschlafen. »Wer weiß? Mein Gefühl sagt mir, dass Millie weiß, was sie will; und sie will Nick«, sagte Sophie. »Außerdem hat er gesagt, ihn reize die Idee, mit ihr zusammenzuziehen und uns zu verlassen.«

Wie sie aber in der Küche zusammensaßen, nahm Sophie ihm das nicht ab. »Ich bin davon überzeugt, dass er eigentlich kein völlig neues Leben mit ihr anfangen will«, sagte sie. »Es den Kindern erzählen, unser Haus verkaufen, zwei neue Wohnungen besorgen – unsere Leben entflechten, das schafft er nicht. Und Kinder mit ihr? Das kann ich mir nicht vorstellen. Nick will das nicht.«

Sophie hielt inne. »Ich muss Ihnen etwas gestehen. Natürlich bin ich verletzt, eifersüchtig, und ich habe auch

Angst – ein Teil von mir ist sogar erleichtert. Seit Durham kommt mir immer wieder der Gedanke: Das ist meine Chance zu gehen. Ich könnte Nick verlassen, und niemand würde mir daraus einen Vorwurf machen. Seine Affäre ist meine ›Du-kommst-aus-dem-Gefängnis-frei‹-Karte.«

Am Abend, ehe Sophie mich anrief, hatten sie zusammen im Bett gelegen, und Nick hatte gesagt, er sei bereit, die Sache mit Millie zu beenden. Der Gedanke, die Familie würde nie wieder gemeinsam am Küchentisch sitzen, war für ihn unerträglich. Er liebte die Familie und das gemeinsame Leben, das sie sich aufgebaut hatten – all die Weihnachten, die Urlaube und Geburtstage. Er sagte Sophie, dass er sie liebe. Und als er das sagte, bekam Sophie Panik.

»Deshalb bin ich zu Ihnen gekommen. Ich weiß nicht, was ich tun soll – bleiben oder gehen?«

Sophie verstummte, wartete auf meine Antwort.

Ich warf einen Blick auf die Uhr auf meinem Tisch. Sophie hatte fast eine Stunde lang geredet. Uns blieben nur noch dreißig Minuten. Eine Weile – wie lang, weiß ich nicht – blieb ich in Gedanken versunken. Gerade als ich Sophie fragen wollte, wie sie selbst ihre Ehe sah, beendete sie das Schweigen – »Mr Grosz?«

Ich sagte Sophie, dass ich über das Gehörte nachdachte. Mir mache Sorgen, welch enormem Druck sie sich aussetze, weil sie unbedingt zu einer Entscheidung gelangen wolle. »Sie haben heute eine Reihe von Rätseln mitgebracht, bestehen aber darauf, dass wir nur eines lösen.«

Sophie entspannte sich ein wenig, als sie sagte, am Morgen hätte sie auf ihrer Fahrt nach London der Gedanke verblüfft, in einem Dilemma gefangen zu sein, das genau gegensätzlich zu jenem sei, das sie vor all den Jahren zu mir geführt hatte. »Damals«, sagte sie, »wusste ich nicht, ob ich heiraten sollte. Heute weiß ich nicht, ob ich mich scheiden lassen soll.«

Mir fiel Proust ein, der einmal eine Seerose und ihre stete, niemals endende Bewegung zwischen zwei Punkten beschrieb. Durch ihren Stängel im Flussbett verankert, treibt sie immerzu hin und her. Beim Blick auf die Seerose muss der Erzähler an seine Tante denken und begreift, eben das ist es, was sie gefangen hält. Jahr um Jahr, bei welchem Problem auch immer, bliebt sie im Hin-und-her-Denken gefangen, kommt nie darüber hinaus. »Sie tun, als bliebe Ihnen nur die Wahl zwischen zwei Möglichkeiten«, sagte ich.

»So kommt es mir auch vor.«

Ich erinnerte mich an mein erstes Treffen mit Sophie. Sie fühlte sich in einer Zwickmühle, unfähig, sich zwischen zwei Optionen zu entscheiden. Daraus befreien konnten wir uns erst, als wir merkten, dass wir die falsche Frage stellten. Es ging nicht darum, ob sie Nick heiraten sollte oder nicht, sondern darum, ob sie jenen Verlust ertragen konnte, den die Ehe – und die Liebe – ihr abverlangten. Ich erinnerte Sophie daran.

»Und wie lautet heute die richtige Frage?«

Ich sagte, das wisse ich nicht, und vermutlich bräuchten wir ein wenig Zeit, um das herauszufinden. Ich schlug vor, unser Gespräch fortzusetzen, und sagte, es könne für sie auch nützlich sein, mit Nick zu einem Kollegen von mir zu gehen, einem Paartherapeuten.

»Nein«, erwiderte Sophie. »Jedenfalls noch nicht; erst, wenn ich weiß, was ich will.«

Ich hielt das für sinnvoll. Wir vereinbarten, uns montags

zu treffen, einmal die Woche, beginnend mit dem neuen Jahr. Wir vereinbarten ein Honorar. Ich wollte wissen, ob sie noch Fragen habe. Sie schüttelte den Kopf.

Dann hörte ich mich sagen: »Aber ich habe noch eine.«

Sie sah mich an.

»Warum sind Sie nicht zurückgekommen? Damals.«

»Zurückgekommen?«

»Ja.«

Sophie sah ihre Hände an, dann mich. Sie zuckte mit den Achseln. »Das weiß ich nicht.« Sie schaute durch den dünnen weißen Vorhang hinaus auf die Straße. »Ich habe geheiratet, dann kamen die Kinder, alles war gut, und später – ich weiß es nicht.«

5

Von Anfang an schien Sophie gern zu kommen und für unsere Sitzungen dankbar zu sein. Sie erzählte von ihren Kindern, der Arbeit fürs Festival und dem Tod der Eltern. Sie erzählte auch mehr über sich, ihre Gespräche mit Nick, seinem Wunsch, die Ehe zu retten. Woche um Woche vervollständigte ich mein Bild von ihrer Welt. Allerdings wunderte mich, dass Sophie zu jedem Treffen unweigerlich ebenso zu spät kam wie schon zu den beiden Konsultationen. Egal, wann sie von daheim aufbrach, die für die Fahrt benötigte Zeit schätzte sie immer falsch ein.

Sie fürchtete, ihr Zuspätkommen könnte mich verärgern. Ich erklärte, dass ich ihr Unbewusstes für verantwortlich hielt. »Würden Sie absichtlich zu spät kommen wollen, würden Sie sich gelegentlich auch mal irren und zu früh eintreffen.« Beständiges Zuspätkommen, sagte ich, sei eine Art Kommunikation – ohne dass sie selbst es wisse, versuche sie mir etwas mitzuteilen. Im Laufe unserer Sitzungen brachte ich einige Erklärungen vor: dass unsere Treffen sie nervös machten, dass sie unseren Kontakt zeitlich begrenzen wolle, dass sie fürchte, unsere Arbeit werde ihr zu wichtig, dass sie mich warten ließ, um mir zu verdeutlichen, dass sie noch andere wichtige Beziehungen habe. Etwas, das sie gesagt hatte, brachte mich bei einer späteren Gelegenheit auf den Gedanken, ihr Zuspätkommen sei Ausdruck einer Verzweiflung – da sie nicht perfekt sein könne, beschädigte sie, was wir hatten. Wir besprachen all diese Möglichkeiten.

Sophie war mit diesen Erklärungen einverstanden, sagte, sie fände sie hilfreich, kam aber weiterhin zu jeder Sitzung zu spät. Nach zwei Monaten sagte ich: »Nun, zum jetzigen Zeitpunkt können wir nur sagen, dass Sie während der ersten fünfzehn Minuten unserer Sitzungen lieber woanders sind.«

Meine Notizen halten fest, dass Sophie am Montag, den 14. April, fünfzehn Minuten zu spät kam und damit begann, mir von einem Mittagessen mit ihren vier ältesten und engsten Freundinnen zu erzählen. Sie beschrieb sie mir – wo sie wohnten, was sie taten –, als ich sie unterbrach. »Jedes Mal, wenn Sie von Ihren Freundinnen erzählen, stellen Sie mir die vier aufs Neue vor, erinnern mich daran, wo sie wohnen, was sie tun, fast, als könnten Sie nicht glauben, dass ich mich an Charlotte, Emily, Helen und Jo erinnern kann.«

Als sie mich ihre Namen auflisten hörte, sagte Sophie, hätte sie das überrascht. Etwas sei in ihr aufgetaut. Ihre Mutter, die bei Nachfrage die Herkunft eines jedes einzelnen Gegenstandes in ihrem Antiquitätengeschäft genau benennen konnte, hatte sich nie an die Namen ihrer besten Freundinnen erinnert. Charlotte war »die mit der Brille«, Emily die, die »auf der anderen Straßenseite« wohnte, Helen jene, »deren Vater für den *Economist* arbeitete«.

Als wir uns am darauffolgenden Montag sahen, sagte Sophie, seit unserer letzten Sitzung sei ihr eine Flut von Erinnerungen gekommen, Beispiele der Geistesabwesenheit ihrer Eltern. Sie beschrieb, wie peinlich es ihr gewesen sei, wenn ihre Mutter sie, was nicht selten geschah, in der falschen Uniform zur Schule schickte oder wenn sie als letztes Kind vorm Schultor abgeholt wurde. Was unter anderem zur Folge hatte, dass sie zu einer eigenverantwortlichen Jugendlichen heranwuchs. Heute, da sie selbst Mutter war, fiele es ihr allerdings schwer zu verstehen, warum keiner ihrer Eltern damals wusste, welche Fächer sie im Abitur als Leistungsfächer wählen wollte und dann gewählt hatte.

Da ihre Eltern Anne stets im Gedächtnis bewahrten, jenes Baby, das ein Jahr vor Sophies Geburt gestorben war, fand Sophie diese Gedankenlosigkeit besonders schmerzhaft. Natürlich konnte sie nachvollziehen, dass sie Annes Geburtstag mit einer Spende ans Kinderkrankenhaus Great Ormond Street und einem Besuch am Grab begehen wollten, doch wusste Sophie noch, wie sehr es sie als Kind gekränkt hatte, wenn sie gefragt wurde, ob sie auch nicht vergessen habe, Anne in ihre Gebete einzuschließen. Bei einer Gelegenheit sah sie, dass ihre Mutter in ihrem

Portemonnaie zwei Fotos von Anne hatte, aber keines von ihr. Einmal, da war sie dreizehn oder vierzehn, wollte sie ihrer Mum von all dem erzählen, nur hatte sie nicht gewusst, was sie sagen oder wie sie es zur Sprache bringen sollte. »Es war, wie gegen eine Wand zu reden«, sagte sie.

Wir sprachen über die Verbundenheit ihrer Eltern mit dem toten Baby, auch über ihre Distanziertheit zu Sophie. Wir verfolgten den Gedanken, dass Sophie nach äußerlichen Gesichtspunkten eine normale, liebevolle Kindheit verbracht und nie in irgendeiner Weise vernachlässigt gewirkt hatte, dass aber dennoch etwas gefehlt habe. War es Interesse? Ihre Eltern schickten sie auf eine gute Schule und kümmerten sich vorbildlich um sie, wenn sie krank war. Sie verlebten die Ferien in Cornwall und besuchten regelmäßig Kunstausstellungen und Konzerte. Trotzdem war Sophie sich nicht sicher, ob ihre Eltern sie wirklich kannten oder wussten, wofür sie sich interessierte.

Ich konnte nicht in ihre Köpfe sehen, doch begann ich mich zu fragen, ob ihre Eltern nicht seit dem Moment von Sophies Geburt gefürchtet hatten, ihre Tochter könnte sterben. Vielleicht hatten sie aus lauter Angst, sie zu verlieren, die Einzelheiten ihres Lebens stets nur am Rand zugelassen, sich manchmal sogar geweigert, sie wahrzunehmen oder es zu schmerzlich gefunden, sie in ihre Gedanken einzuschließen. Ohne eigenes Verschulden konnten sie es nicht ertragen, dass Sophie ihnen wichtig war. Und zweifellos blieben diese frühen Erfahrungen nicht ohne Folgen für Sophies Liebesleben – wie hätte es anders sein können?

Ich sagte Sophie, was ich dachte, und sie fand meine

Überlegungen richtig. Bis zum Ende der Sitzung sagte keiner von uns mehr ein Wort.

Am nächsten Montag, den 28. April, kam Sophie erst kurz vor Ende unserer Verabredung – uns blieben noch zehn Minuten. Sie fing an zu erklären, dann verstummte sie. Eigentlich wisse sie gar nicht, was sie veranlasst habe, so spät zu kommen.

Sitze ich vor einem Patienten, fällt es mir manchmal leichter, meine Gedanken zu sammeln, wenn ich den Blick über die Bücherregale im Hintergrund wandern lasse. Als ich Sophie wieder anschaute, sagte ich, wir hätten nur noch wenige Minuten, aber es gäbe da etwas, das ich ihr sagen wolle.

Ich hatte über die fehlenden Minuten zu Beginn jeder Sitzung nachgedacht. Ich sagte: »Ich glaube, diese Minuten sind der wichtigste Teil unserer Sitzungen.«

Sie fragte, wie ich das meine.

Ich sagte, ich hätte über das Rätsel all der fehlenden Jahre nachgedacht – der Jahre zwischen den beiden Konsultationen – und über die fehlenden Minuten.

Ich sagte, ich glaube, sie zögere, diese Abwesenheiten aufzugeben – und das nicht nur, weil sie von ihrer Mutter gelernt hatte, dass Abwesendes wichtiger sei als Anwesendes, sondern auch, weil sie davon überzeugt sei, dass ich mehr über sie nachdenke, wenn sie zu ihrer toten Schwester wurde, wenn sie wie ihre Schwester zur Abwesenden wurde. »Vielleicht glauben Sie, wie ihre Mutter ein abwesendes Baby dem lebenden Kind vorzog, werde auch ich die abwesende der lebend gegenwärtigen Sophie vorziehen.«

6

In der darauffolgenden Woche habe ich Sophie nicht gesehen. Da gesetzlicher Feiertag war, hatte Nick seine Frau in ein Wellnesshotel auf dem Land eingeladen. Als wir uns schließlich trafen, erzählte sie, das Wochenende sei eine Katastrophe gewesen.

Zu einem besonders verstörenden Streit kam es, als Nick nach einem schönen Tag und Abendessen Sex haben wollte und nicht verstand, wieso Sophie ihn zurückwies. Sie erklärte ihm, sie fühle sich hin und her gerissen. Inzwischen sah Sophie Nicks Affäre als eine Folge der Distanz zwischen ihnen beiden, als ein Produkt ihrer Ehe, trotzdem würde sie nichts tun, was sie nicht tun wollte. Nick fand, sie sabotiere seine Versuche, ihre Ehe zu erneuern. »Nick will mehr als nur gegenseitiges Vergeben. Er sagt, er will ›eine Versöhnung, die von uns verlangt, anders zu denken, offener zu reden, mehr Sex zu haben, uns noch intensiver zu lieben‹.«

Das Wochenende bekräftigte Sophies Zweifel an ihrer Ehe. Immer häufiger stellte sie sich ihre Trennung vor, malte sich aus, dass sie allein in einer Wohnung in London lebte, wie sie es mit zwanzig getan hatte. Sie könnte in der Nähe ihrer Kinder bleiben, aber fern von Nicks Bedürftigkeit.

»Als Sie vor einigen Monaten zu mir kamen, kannten wir die richtige Frage nicht, die Ihnen helfen könnte, aus der Sackgasse herauszufinden – ob Sie bleiben oder gehen sollten. Vielleicht lautet diese Frage: Wollen Sie Nick verlassen, um wachsen zu können? Oder versuchen Sie auf diesem Wege vielleicht, Intimität zu vermeiden.«

»Wie meinen Sie das?«

»Ich frage mich, ob Scheidung eine Möglichkeit wäre, die Distanz in Ihrer Ehe *beizubehalten.*«

»Ich verstehe Sie wirklich nicht.«

Ich erläuterte Sophie, dass ihr Streit mit Nick etwas Lebendiges, etwas Leidenschaftliches gehabt hätte. Natürlich sei ihre Ehe wie jede andere ein Kompromiss der Vorstellungen zweier Menschen, zweier Narrative, und ich kenne nur die Geschichte, die sie mir erzähle – der zufolge aber versuche Nick, seit Januar eine neue Ehe aufzubauen, eine, in der sie enger zusammenleben. Ich erinnerte sie daran, dass sie in Panik geraten sei, als Nick ihr gesagt habe, dass er sie liebe, dass er an der Ehe mit ihr festhalten wolle. »Ich will damit nur andeuten, dass Sie mit Ihrer Distanziertheit enger verbunden sind als mit Nick.«

»Sie sagen, meine Eheprobleme hängen also mit dieser Geschichte vom toten Baby zusammen, dem abwesenden?«

»Ich glaube, Sie wollen sich von Nick scheiden lassen, um Ihre Distanz zu wahren – ja, Ihre Abwesenheit. Nick will Ihre Ehe erneuern, eine richtige Ehe führen. Davor haben Sie Angst.«

Sophie stimmte zu, dass sie immer auf der Hut sei, doch mache diese Distanz in ihrer Ehe sie auch unglücklich. Sie könne akzeptieren, was ich sage, erklärte sie, es fühle sich richtig an, aber warum solle sie verheiratet bleiben wollen, wenn sie das unglücklich mache?

»Sie sind unglücklich wegen der Kluft zwischen Ihnen und Nick, aber sie ist *vertraut* – und deshalb fühlt Sie sich sicher an. Ihr Unglück fühlt sich sicher an.«

Sophie schwieg einen Moment. Nach einer Weile

fragte ich, ob sie mir erzählen könne, woran sie gedacht habe.

Sie versuchte, ihre Gedanken in die richtige Reihenfolge zu bringen. Unser Gespräch habe sie traurig gemacht – nein, deprimiert. Dann habe sie über ihre Beziehungen nachgedacht. »Ich fürchte, dass ich keine richtige Verbindung mit jemandem eingehen kann, weil meine Eltern das nie gekonnt haben. Ich fürchte, dass etwas in meinen Beziehungen fehlt – denen zu meinen Kindern, zu Nick. Und ich musste an unsere erste Begegnung denken, an die Hochzeitseinladungen, die ich nicht abschicken konnte. Ich hatte solche Angst. Und ich hatte diesen schrecklichen Albtraum.«

Einen Moment lang sagte keiner von uns ein Wort. Draußen auf dem Gehweg der anderen Straßenseite bellte ein Hund.

Ich dachte, dass Sophie sich vielleicht an unsere erste Begegnung erinnerte, weil sie der ersten Konsultation so überaus ähnlich gewesen war. Damals hatte sie begriffen, dass sie ihre Eltern loslassen musste, ihre Dreierwelt, um Raum für ein neues Leben mit Nick zu schaffen. Jetzt würde sie einen Teil von sich selbst loslassen müssen – ihre Distanziertheit, diese besondere Lebensweise –, falls sie jemals wirklich verheiratet sein wollte. Ich sagte ihr das.

»Verstehe«, sagte sie. »Das sehe ich ein.«

In den folgenden Wochen fuhren wir fort, uns über das auszutauschen, was durch dieses Gespräch aufgeworfen worden war. Es brauchte Zeit – für Sophie, Worte zu finden, die ihre Erfahrung beschrieben, und für uns, die Implikationen durchzuarbeiten, die dieses neue Verständnis mit sich brachten. Gegen Ende Juni fragte Sophie, ob ich ihr und Nick einen Paartherapeuten empfehlen könne.

Zu unserer letzten Sitzung vor meiner Sommerpause kam Sophie mit einer sonnenverbrannten Nase. Sie hatte das Wochenende mit Nick an der Küste in Sussex verbracht, war mit ihm Wandern gewesen. Und beim Wandern hatte sie übers Trauern nachgedacht. Ihre Eltern glaubten, Trauern hieße bewältigen, sagte sie. Sie hätten aber gar nicht gewusst wie, sagte sie. »Ich habe nicht gewusst, dass Trauern heißt, die Realität zu akzeptieren.«

7

Am folgenden Montag, dem ersten Tag meiner Sommerpause, ging ich mit dem Hund auf der Hampstead Heath spazieren. Unter einem hohen Himmel, der sich von Purpur zu Orange verfärbte, dachte ich über Sophie nach, über unsere erste Begegnung vor so vielen Jahren. Und ich dachte an meine eigene Ehe und an die Arbeit, die wir alle aufbringen müssen, wenn wir uns gegenseitig erreichen wollen.

Als ich nach Hause kam, ging ich in mein Sprechzimmer, nahm mein Notizbuch, schlug eine neue Seite auf und begann, diese Geschichte niederzuschreiben.

2. Verlorene Liebe

Vor den Zeiten von Internet, E-Mail und Handy bat mich ein mir bekannter Paartherapeut in einem Brief darum, mir einen seiner Patienten anzusehen. Der Name des Patienten war Dr. Ravi M., dreiundvierzig Jahre alt, Dozent für Mathematik. Ravi und seine Frau machten eine Paartherapie. Ravis Frau, Dr. Sonal M., Dozentin für Physik, sei, so die Einschätzung des Therapeuten, sehr daran gelegen, die Ehe zu verbessern, weshalb sie sich für die Behandlung einsetzte. Ravi wirkte weniger interessiert. Verschlossen war das Wort, das der Therapeut gebrauchte, um ihn zu beschreiben. Er hoffte, eine Einzeltherapie würde Ravi helfen, etwas nahbarer zu werden.

Meinem Kollegen zufolge gab es nur wenig Gemeinschaftliches zwischen beiden. Sie schienen weder in großen noch in kleinen Dingen zusammenarbeiten zu können. So weigerte sich Ravi zum Beispiel, seiner Frau mitzuteilen, ob er zum Abendessen nach Hause komme. Sonal vermied es ihrerseits, mit ihm spazieren zu gehen, sich mit ihm einen Film anzuschauen oder auch nur mit ihm auf dem Sofa zu sitzen, um gemeinsam fernzusehen. Jeder steckte in seiner eigenen Welt fest.

Seit zehn Jahren verheiratet, Eltern zweier Mädchen, sieben und fünf Jahre alt, konnten Ravi und Sonal nicht über ihre Kinder reden, ohne sich zu streiten. Am Ende seines Briefes fügte mein Kollege noch an: »Sie mögen altmodisch wirken, sogar prüde. In Wahrheit aber haben sie eine leidenschaftliche Ehe geführt und hatten bis vor kurzem noch mindestens zweimal die Woche zufriedenstellenden Sex. Beide haben Wörter wie ›wunderbar‹ benutzt, um ihre erotische Verbindung zu beschreiben. Sie einte Leidenschaft und Freundschaft, aber irgendwas ist passiert.« Er fuhr fort: »Ich glaube, sie lieben sich, und ich denke, sie könnten miteinander glücklich werden, nur hindert sie irgendetwas daran, ein Paar zu sein. Ravis Verschlossenheit ist ein großer Teil des Problems.«

Bei unserem ersten Treffen war es Ravi sehr wichtig, dass aus unseren Gesprächen nichts zu seinem Paartherapeuten durchdrang. Kaum hatte ich ihm dies versichert, gestand Ravi: »Er findet, ich sei verschlossen, aber es gibt einen Grund, warum ich nicht rede.«

Kurz nach seiner Geburt, erzählte Ravi, sei seine Mutter depressiv geworden und sein Vater von zu Hause ausgezogen. Die Eltern ließen sich scheiden, und der Vater emigrierte nach Kanada, wo er eine zweite Familie gründete. Ravi blieb bei Mutter und Großmutter in London. Seinen Vater hat er erst mit siebzehn wiedergesehen. »Ich weiß, was Scheidung bedeutet. Eine Katastrophe. Ich finde den Gedanken unerträglich, mit meinen Töchtern nicht im selben Haus zu wohnen.«

Ich konnte mir nicht verkneifen, ihn zu fragen: »Wäre es, wenn Sie die Scheidung vermeiden wollen, nicht am besten, mit Ihrer Frau zu reden und Ihre wie auch immer gearteten Probleme in die Paartherapie einzubringen?«

Ravi lachte. Er würde Sonal niemals damit konfrontieren, sagte er. Das sei zu gefährlich. Er liebe sie. Und er glaube, wenn sie das Thema mieden, wenn sie nie darüber redeten, könnten sie die Katastrophe einer Scheidung vielleicht verhindern. »Sobald ich unser Problem anspreche, oder schlimmer noch, sobald sie beginnt, darüber zu reden – dann war's das. Wir werden uns scheiden lassen müssen. Ich will ihr Geständnis nicht hören.«

»Ihr Geständnis?«

Ravi zögerte, schaute zwischen uns auf den Boden und sagte: »Sonal hat eine Affäre.«

Er blickte wieder auf. »Mit einem Anwalt. Er wohnt in unserer Straße und hat Kinder im selben Alter, die in dieselbe Schule gehen. Er heißt Rakesh.«

Ich wartete.

Er fuhr fort: »Vor etwas über einem Jahr wurde bei Rakeshs Frau Brustkrebs festgestellt. Sonal fing an, Essen vorbeizubringen, beim Abholen und Hinbringen der Kinder zu helfen. In unserer Gemeinschaft sind wir für einander da.«

Manchmal, wenn beide Familien nach der Tanzstunde der Töchter noch zusammenblieben, hatte Ravi gesehen, wie Sonal beim Reden Rakesh am Arm berührte. »Erst dachte ich mir nichts dabei. Dann aber, vor einem Jahr, habe ich sie auf dem Gehweg vor seinem Haus gesehen. Wie sie da stand, ihr Kopf so nahe an seinem, und die Art, wie sie ihn angesehen hat – da wusste ich, dass sie miteinander schliefen.«

Ravi erzählte mir alles, was er ungewollt wusste. Sonal und Rakesh hatten jeden Freitagvormittag Sex in seinem Haus, in seinem Bett. Seine Frau hatte letzten April angefangen, ihre Putzroutine zu ändern; statt wie sonst am Sonntagnachmittag wusch sie die Bettwäsche schon freitags. Ravi kannte auch das genaue Datum, seitdem sie regelmäßig Sex hatten.

Sonal hatte einen Sportkurs an der Universität belegt. Sie nahm ab und fing an, neue Kleider zu kaufen, neue Unterwäsche. Sie hatte zudem damit begonnen, alles offen herumliegen zu lassen, damit er es sehen konnte – ihren Terminkalender, Quittungen, Kontoauszüge. Belastendes war nicht dabei, doch ihre scheinbare Offenheit bestätigte nur seinen schlimmsten Verdacht. »Wenn sie den Ehebruch gestehen würde, in unserem Haus, in unserem Bett …« Ravi hielt inne. »Wenn sie mir die Wahrheit über ihre Affäre erzählen würde, müsste ich mich von ihr scheiden lassen.«

Ravi war ungemein eifersüchtig. Er litt in diesem schrecklichen Labyrinth aus Panik, Angst und Depression. Ich sagte ihm, seine Gefühle seien eine normale Reaktion auf die Untreue seiner Frau, und schlug vor, dass wir uns zweimal die Woche trafen, um gemeinsam über seine Gefühle und Wünsche nachzudenken und einen gangbaren Weg zu finden.

Der Ehebruch seiner Frau schien Ravi schrumpfen zu lassen. Obwohl er ein großer Mann war – hochgewachsen, breitschultrig –, wirkte er ein wenig wie ein verlorenes Kind. Bei unserem nächsten Treffen erzählte er, er hätte nach unserer Konsultation, als er die Praxis verließ, nicht mehr gewusst, wo sein Wagen stand. Zwanzig Minuten lang habe er gesucht, ehe er entschied, nach Hause zurückzulaufen, wobei ihm erst dann einfiel, dass er gar nicht mit dem Auto, sondern zu Fuß zu meiner Praxis gekommen war.

Ravi hasste es, wenn die Dinge nicht richtig waren,

womit er meinte, wenn sie nicht geordnet waren, logisch und klar definiert. Ravis Großmutter, die geholfen hatte, ihn großzuziehen, war in ihren jüngeren Jahren in Delhi eine sehr bekannte Mathematikerin gewesen. Sie hatte ihm beigebracht, dass Mathematik eine Methode war, die Dinge richtig zu machen. Seine Arbeit als Mathematiker war für ihn wie eine Zuflucht: Konnte er ein Problem lösen, fühlte er sich gut. Dann spürte er, dass er selbst auch gut *war*. Und jetzt, da er keine Lösung für das Problem Seitensprung fand, fühlte er sich schlecht.

Ravi strahlte eine naive Jungenhaftigkeit aus, die väterliche Gefühle weckte, obwohl ich fast zehn Jahre jünger war. Ich spürte, dass Ravi in mir jenen väterlichen Beschützer suchte, den er verloren hatte, der sich zwischen ihn und die Depression seiner Mutter stellen sollte, zwischen ihn und die Zielstrebigkeit seiner Großmutter, und jetzt zwischen ihn und Sonals Untreue.

In den ersten beiden Monaten unserer Zusammenarbeit redete Ravi oft über seine Einsamkeit, vor allem aber fielen mir seine vielen Sorgen auf: die Sorge, dass Sonal über ihre Affäre mit ihm reden könnte; die Sorge, dass seine Töchter spüren könnten, wie sehr sich die ›Gefühle‹ ihrer Mutter für Rakesh geändert hatten; die Sorge, dass er seine Familie verlieren könnte. Während einer intensiven Sitzung brachte Ravi die Sorge zum Ausdruck, es könnte Resultat von etwas Hässlichem und Unliebenswertem in ihm selbst sein, dass seine Mutter depressiv geworden war und sein Vater sie verlassen hatte, um eine neue Familie zu gründen.

Etwa drei Monate nach Beginn der Analyse kam Ravi eines Tages zu spät. Er erklärte, in seiner Straße hätte jemand mehrere Autos aufgebrochen und der untersuchende Polizeibeamte hätte ihn gebeten, sich die Aufnahmen der Überwachungskamera ansehen zu dürfen, die über Ravis Tür hing. Gemeinsam hatten sie den Vormittag damit verbracht, sich den Film anzusehen, konnten aber nichts Auffälliges entdecken.

Ich fragte Ravi, ob er sich je die Aufnahmen der Kamera angesehen hatte, um Gewissheit über seinen Verdacht gegen Rakesh und Sonal zu erhalten.

»Das muss ich nicht«, sagte er.

»Sie haben Rakesh also nie in Ihr Haus gehen sehen? Dabei könnten Sie das doch einfach überprüfen, und Sie hätten einen klaren Beweis, wie auch immer der ausfällt.«

»Beweise habe ich genug.«

»Was für Beweise?«

»Ich bringe sie mit und zeige sie Ihnen.«

Sobald seine Frau eingeschlafen sei, erklärte er, würde er jeden Abend ihre Unterwäsche aus dem Wäschekorb fischen und auf Schamhaare untersuchen. Ein Schamhaar sei »okay, akzeptabel«. Mehr als eines bedeutete, sie hätte es »wild getrieben«. An einem der letzten Freitage hatte er vier Schamhaare gefunden, darunter auch eines von anderer Farbe – dunkel wie Rakeshs Haar. Er hatte dieses Haar in einen Umschlag gesteckt und den in seinen Schreibtisch in der Universität eingeschlossen. »Ich bringe ihn das nächste Mal mit«, sagte er.

»Ravi, das ist verrückt. Die Inspektion der Unterwäsche Ihrer Frau kann Ihnen doch nicht verraten, ob sie untreu ist.«

»Aber natürlich. Freitags sind mehr Haare da. Eine Abweichung vom Durchschnitt.«

»Sie führen eine Tabelle? Über die Anzahl der Haare? In der Unterwäsche Ihrer Frau?«

»Ich brauche keine Tabelle. Ich *weiß* es. Zahlen lügen nicht; sie sagen die Wahrheit.«

Ravis ›Beweise‹ weckten meinen Zweifel. Litt er an einer mono-symptomatischen Psychose? War er ein Othello? Vielleicht hatte *er* ja eine Affäre. Ich weiß nur, was meine Patienten mir erzählen. Sonal schien eine warmherzige Beziehung zu Rakesh zu haben, flirtete vielleicht sogar mit ihm. Aber Ravi hatte mir außerdem eine Frau beschrieben, die berechenbar war, eine vertrauenswürdige Mutter und Akademikerin: eine verlässliche, ganz ihrer Familie ergebene Frau. Mein spontaner Vorschlag, Ravi könne sich die Videoaufnahmen ansehen und so herausfinden, ob Sonal eine Affäre hatte, gab ihm keine Erleichterung – er blieb entschlossen, kämpfte um seine Überzeugung, dass sie ihm untreu war: Nur warum?

Während ich diesen Gedanken nachging – zu verstehen versuchte, was mir gerade gesagt worden war –, wurde Ravi wegen seiner ›Beweise‹ immer aufgeregter. Und wenn ein Patient sich immer stärker in etwas hineinsteigert, versuche ich, ihn von der hitzigen Gegenwart zurück zur Vergangenheit zu lenken.

»Uns bleiben nur noch wenige Minuten, und dann sehe ich Sie erst nächste Woche wieder«, sagte ich. »Ich habe über Sie als Baby nachgedacht, allein mit Ihrer Mutter, die einen Nervenzusammenbruch hatte, einer Mutter mit schweren Depressionen. Und ich habe mich gefragt, ob Sie nicht auch depressiv geworden sind.«

»Kann denn ein Baby depressiv werden?«, fragte Ravi.

»Wenn ich von dem ausgehe, was Sie mir erzählt haben,

dann gab es Zeiten, in denen Ihre Mutter sich weder um sich selbst noch um Sie kümmern konnte. Ich male mir aus, wie abhängig Sie von ihr waren und dass ihre Mutter nicht auf Sie reagiert hat. Ja, ich denke schon, dass ein Baby unter solchen Umständen depressiv werden kann.«

Ravi beruhigte sich.

In der nachfolgenden Stille stellte ich mir vor, welch ungeheuren Kummer Ravi als Baby durchgemacht hatte: der Vater fort, die Mutter reagiert nicht auf seine Schreie. Ravis Wahnvorstellung könnte ein Schutz gegen die Angst vor dem Verlassenwerden sein – eine Abwehr dagegen, Sonal zu vertrauen.

»Ich denke«, sagte ich, »Ihr Irrglaube könnte eine Möglichkeit sein, sich vor den Gefahren der Intimität zu schützen. Sie haben Angst vor der Liebe.«

Dieser Fall war so verwirrend, dass ich zu der Überzeugung gelangte, einen Supervisor zu benötigen. Ich rief Dr. Harold Stewart an, einen Psychoanalytiker, den ich aus der Zeit meiner Ausbildung kannte. Er stand in dem Ruf, Gedanken und Gefühle wahrnehmen zu können, die der Patient nicht in Worte gefasst hatte, nicht in Worte fassen konnte. Dr. Stewart war fast zwanzig Jahre lang Allgemeinmediziner gewesen, ehe er sich zum Analytiker weiterbildete; und er verfügte über einen ungeheuren Erfahrungsschatz.

Zwei Tage nach meiner Sitzung mit Ravi trank ich eine Tasse Kaffee mit Dr. Stewart in dessen Sprechzimmer. Er hatte eine breite Brust, muskulöse Arme und dunkelbraune Augen. Dr. Stewart war das Enkelkind armer jüdischen Einwanderer, in East End geboren – »in Hörweite der Bow Bells«, wie er gern sagte, der Glocken der Kirche St. Mary-le-Bow –, was ihn damals zum einzigen ›cockney‹-Psychoanalytiker der British Psychoanalytical Society machte.

Mit abgetragenem Karohemd, weicher grauer Hose und alten Lederpantoletten sah Harold aus, als käme er gerade frisch von der Gartenarbeit. Dies ist schon so lange her, dass neben seiner Analysecouch noch ein Standaschenbecher für seine Patienten stand.

Nachdem ich in dem Sessel neben Harolds Tisch Platz genommen hatte, erzählte ich ihm von meinem Patienten und fasste Ravis Lebensgeschichte zusammen. Dann las ich ihm aus meinem Bericht von unserer letzten Sitzung vor.

Als ich schließlich verstummte, sagte Harold: »Es war gut, dass Sie ihm gesagt haben, Sie hielten seinen Wahn für verrückt. Sie haben aufgehoben, was er fallen gelassen hat. Wirft ein Patient uns eine Wahnvorstellung hin, müssen wir sie aufheben und ihm zurückgeben.«

Harold überprüfte seine Notizen: »Es gab mindestens zweimal die Woche Sex, es gab Leidenschaft und Freundschaft. Sobald die Wahnvorstellung einsetzt, endet die Liebe. Und der Unsinn mit den Schamhaaren verrät, dass pornographische Bilder von Sonal und Rakesh Ravis Vorstellung überschwemmen – Bilder, die seine Erinnerung an die liebevolle Beziehung zu Sonal auslöschen.«

Harold trank seinen Kaffee aus und stellte das Mokkatässchen zurück auf den Unterteller. »Eine Wahnvorstellung ist mit einem Feuer vergleichbar, das die Realität verbrennt. Es wird Gelegenheiten geben, wie etwa die mit der Überwachungskamera, da können Sie ihm zeigen, dass er die *Realität meidet*, statt eindeutige Beweise zu suchen. Vorläufig sollten Sie weitermachen wie bisher: Heben Sie die Wahnvorstellung auf und geben Sie sie ihm zurück. Helfen Sie ihm, über seine Gefühle zu reden.«

Ich fragte Harold, ob er je einen Patienten gehabt hatte, der an eingebildeter Eifersucht litt.

Eine seiner ersten Patienten, sagte er, sei eine junge Französin gewesen. Sie war mit einem Offizier der königlichen Marine verheiratet, einem U-Boot-Matrosen. Manchmal verbrachte er sechs Monate am Stück auf See. »Sie entwickelte die Vorstellung, er sei gar nicht auf See, sondern lebe in Edinburgh mit einer anderen Frau zusammen«, sagte er. »Ihr Wahn zerstörte eine bis dahin gute Ehe.«

»Was haben Sie getan?«

»Mir war klar, dass die Psychoanalyse ihr eine Gelegenheit bot, über ihre Einsamkeit zu reden, über die Wut auf ihren Mann, von dem sie sich verlassen fühlte, und schließlich auch über ihr unerfülltes sexuelles Verlangen. Letztlich half es, ihr zuzuhören und ihren Widerstand gegen die Analyse zu deuten – und meine Weigerung, ihren Wahn zu akzeptieren. Ich musste es auf lange Sicht betrachten, aber irgendwann schwand der Wahn, den sie letztlich nicht mehr brauchte.«

Je stärker sich Ravi während der Folgemonate in seine Analyse einbrachte – von seinen Gefühlen, Träumen, Kindheitserinnerungen erzählte –, desto weniger sprach er über seine Beweise. Eines Tages, kaum ein Jahr nach meiner Supervision mit Harold, hörte er schließlich völlig auf, darüber zu reden.

Ravi und Sonal besannen sich auf ihre Gemeinsamkeiten, unternahmen gelegentlich wieder etwas gemeinsam –

zum Beispiel machten sie jeden Sonntagmorgen einen langen Spaziergang. Als Ravi eine Professur in Cambridge angeboten wurde, beeindruckte es mich, dass er der Universität mitteilte, er würde die Stelle nur annehmen, wenn Sonal ihre Arbeit auch fortsetzen könne. Diese Änderungen schienen meine ursprüngliche Hypothese zu bestätigen – dass Ravis eingebildete Eifersucht ihn vor den Gefahren der Liebe schützte. Als dann Ravis Umzug nach Cambridge anstand, legten wir einen Zeitpunkt für das Ende unserer gemeinsamen Arbeit fest. Auch wenn ich fand, dass er die Analyse fortsetzen sollte – mit mir oder mit einem Analytiker in Cambridge –, war ich doch auch stolz auf das, was wir erreicht hatten.

Erst nachdem ich viele Jahre später einen unerwarteten Anruf von Sonal erhielt, begriff ich, dass ich diesen Fall nur unzureichend verstanden hatte. Mir war etwas Wesentliches entgangen.

Am 2. Dezember 2007, zweieinhalb Jahre nach Dr. Stewarts Tod und neunzehn Jahre nach dem Ende von Ravi M.s Behandlung, rief Sonal mich an, um mir zu mitzuteilen, dass sie sich wünsche, Ravi würde seine Analyse wieder aufnehmen.

Ich erklärte ihr, dass ich ihn nicht kontaktieren könne, dass ich aber zur Verfügung stünde, sollte er anrufen und mich sehen wollen. »Geht es um einen Notfall?«, fragte ich.

»*Ich* finde schon.« Sonal stieß einen langen Seufzer aus. »Um es kurz zu machen: Vor zwei Jahren wurde bei mir Eierstockkrebs festgestellt«, sagte sie. Man hatte sie operiert, eine Chemotherapie angesetzt, und vor drei Monaten wurde ihr gesagt, der Krebs hätte auf die Leber übergegriffen. »Meine Ärzte sagen, dass man nichts weiter tun kann. Mir bleiben nur noch Monate.«

Sonal hatte erneut mit der Chemotherapie begonnen, diesmal aber nur mit dem Ziel, den Krebs möglichst zu verlangsamen. Wenn die Folgen der Behandlung zu unerträglich wurden, fragte sie sich seit einiger Zeit manchmal, ob sie die Behandlung nicht aufgeben und sich in palliative Pflege begeben sollte. Ich wollte ihr sagen, wie leid es mir tat, aber sie redete über meine tröstenden Worte hinweg.

Seit sie vor zwei Jahren die Diagnose erhalten hatte, benahm Ravi sich zunehmend kalt und distanziert. »Genau wie damals, als er zu Ihnen kam«, sagte sie. »Und es wurde noch schlimmer, seit der Krebs im vierten Stadium ist.«

Ich fragte sie, ob etwas Bestimmtes passiert sei.

Vor einigen Wochen, erzählte sie, hätte sie Geburtstag gehabt. Ihre Töchter hatten sich viel Mühe gegeben, von Ravi hätte sie aber nur eine Karte erhalten, von der sie wusste, dass sie schon jahrelang in seinem Schreibtisch gelegen hatte, dazu einen kleinen Strauß Blumen vom Laden in ihrer Straße. »Mein letzter Geburtstag«, sagte Sonal, »doch das ist es gar nicht, was mich stört.«

Während der letzten beiden Jahre, erzählte sie, hätte sie nachts, wenn sie nicht schlafen konnte, sich fürchtete und ihr schlecht von der Chemo war, an einem Buch mit Familienrezepten gearbeitet. Sie beschrieb Mahlzeiten, die sie tagein, tagaus zubereitet hatte, aber auch Gerichte, die die Mädchen geliebt hatten, als sie noch klein waren, und besondere Speisen, die Ravi gern mochte. Sie beschloss, auch Geschichten aus dem Leben der Familie hinzuzufügen, das Buch zu einer Familiengeschichte zu machen. Sie hatte Fotos ausgesucht, die bei Mahlzeiten aufgenommen worden waren – an Geburtstagen oder Feiertagen –, aber auch auf Reisen in Cafés und Restaurants. »Es gibt eine wunderbare Aufnahme, auf der wir vier in New York zu sehen sind, wie wir während eines Baseballspiels Hot Dogs essen«, sagte sie. »Ich wollte etwas von mir hinterlassen – für Ravi, meine Töchter und für die Enkelkinder, die ich nie kennenlernen werde. Es ist meine Art, ihnen meine Liebe in einer Zukunft ohne mich zu zeigen.«

Sonal hatte weder Ravi noch den Kindern von dem Buch erzählt. Anfang Dezember, vor wenigen Wochen, hatte sie es drucken und binden lassen und wollte jedem von ihnen zu Diwali ein Exemplar schenken.

An diesem Tag – wenn traditionell nach Sonnenuntergang Diyas und Kerzen angezündet werden – gab Ravi vor, Kopfschmerzen zu haben, und sagte, er hätte sich wohl eine Grippe eingefangen. Die Mädchen konnten ihn nicht aus dem Schlafzimmer locken. »Er hat uns den ganzen Tag verdorben«, sagte sie.

Sonal und ihre Töchter hatten sich auf dem Sofa zusammengekuschelt – eine an jeder Seite, so wie früher, als sie noch klein waren – und sich zusammen das Buch angesehen. »Meine Töchter lieben es«, sagte sie. »Ravi hat sein Exemplar ausgepackt, aber es liegt auf dem Nachtschränkchen, noch mit dem Geschenkpapier. Er hat seither keinen Blick reingeworfen.«

Sie fuhr fort: »Meine Therapeutin sagt, Ravi sei wütend auf mich, weil ich sterbe. Das verstehe ich, nur fühle ich mich schrecklich gefangen. Je stärker ich ihn liebe, desto gemeiner wird er.«

Wir schwiegen beide.

»Ich habe versucht, mit ihm erneut eine Paartherapie anzufangen, aber er will nicht. Bitte, Mr Grosz, würden Sie es noch einmal mit ihm versuchen?«

Ich sagte Sonal, wenn er sich bei mir melde, sei ich dazu bereit. Und dann setzte ich hinzu, sollte es hilfreich sein, könnte ich mich auch mit ihnen beiden treffen.

Nachdem ich aufgelegt hatte, blieb ich noch lange sitzen. Irgendwann begann ich, an meine vorletzte Sitzung mit Ravi vor neunzehn Jahren zu denken.

Gegen Ende einer Analyse sind bestimmte Aufgaben zu erledigen. So ist es zum Beispiel wichtig, meinen Patienten zu vermitteln, dass sie jederzeit zu mir zurückkommen und mit mir reden oder mich bitten können, ihnen bei der Suche nach einem anderen Therapeuten zu helfen. Manchmal sage ich meinen Patienten auch, falls sie weitere Hilfe benötigten, sei das ein Zeichen von Erfolg, nicht von Versagen.

Nachdem mein Patient mir seine Gedanken und Gefühle zur Analyse dargelegt hat, fasse ich in dieser vorletzten Sitzung meine Sicht der gemeinsamen Arbeit zusammen: Was wir erreicht haben und was noch zu tun bleibt. In Ravis Fall erinnerte ich ihn daran, dass er sich von seiner Wahnvorstellung befreit hatte und erklärte ihm, warum das meiner Meinung nach so war. Ich beschrieb die Verbesserungen in Ehe und Beruf sowie in seiner Beziehung zu sich selbst.

Er stimmte mir zu, dann schwieg er.

Ich hielt einen Moment inne, um zu überlegen, wie ich den nächsten Punkt am besten zur Sprache bringen sollte. Dann sagte ich, er stimme mir zwar zu, dass diese Verbesserungen eingetreten seien, doch hätte er sich niemals bedankt. »Ich kann mich nicht daran erinnern, dass Sie sich auch nur ein einziges Mal für das bedankt haben, was wir zusammen erreichen konnten«, sagte ich. »Vielleicht sollten Sie in Zukunft einmal darüber nachdenken, warum Sie nicht in der Lage sind, Ihre Dankbarkeit auszudrücken.«

»Das mache ich doch. Schließlich bezahle ich Sie, oder nicht?«, sagte er.

Ravi behandelte Sonal, wie er mich damals behandelt hatte. Wenn es Zeit wurde, sich zu verabschieden, gelang es ihm nicht, sich zu bedanken.

Einen Monat später schrieb ich Sonal, dass Ravi keinen Kontakt zu mir aufgenommen hatte. Sie erwiderte, Ravis Haltung hätte sich nicht geändert. Er wolle sich auf keine Paartherapie einlassen und mich auch nicht aufsuchen. Ich schrieb Sonal, um ihr zu sagen, wie leid mir das täte, und um ihr alles Gute zu wünschen.

In den Tagen nach unserem Mail-Austausch spürte ich den Wunsch, mit Harold zu reden. Ich gestand dies einer langjährigen Freundin, einer Psychotherapeutin, die vor allem mit Sterbenden und Hinterbliebenen arbeitet. »Manchmal ist Schreiben besser«, sagte sie. »Falls einer meiner Patienten den Toten etwas mitteilen möchte, rate ich zu einem Brief.«

Kaum zu Hause, fuhr ich meinen Computer hoch und begann zu schreiben:

Lieber Harold,
bei Ravis Analyse ist mir etwas Wichtiges entgangen –

etwas Dunkles, Destruktives. Ich habe Ravis Neid auf Sonals Liebe nicht erkannt.
Sonal war keine Heilige. Laut Ravi konnte sie sehr schwierig sein, unnachgiebig. Folgendes ist mir entgangen: Wenn sie am stärksten liebte, war sein Neid am größten.
Ravis Wahnvorstellung hatte nichts mit gewöhnlicher Eifersucht gemein. Während seiner Analyse sah ich in seiner wahnhaften Eifersucht eine Abwehr, seine Art, sich vor jenen Gefühlen zu schützen, die die Liebe mit sich bringt. Heute verstehe ich, dass Ravis Überzeugung, Sonal sei ihm untreu, die wahre Liebe zerstörte, die sie ihm entgegenbrachte. Sein Wahn degradierte ihre Liebe. Er zerstörte die Vorstellung von ihr als seiner ihn liebenden Frau. Wie Du schon sagtest: Wenn der Wahn beginnt, endet die Liebe.
Wir werden nie erfahren, was den Wahn in Ravi ausgelöst hat. Vielleicht war es eine bestimmte Tat oder ein Akt jener Liebe, die Sonal ihm entgegenbrachte. Wir wissen, dass der Wahn ausbrach, nachdem Ravi Zeuge von Sonals liebevoller Aufmerksamkeit gegenüber Rakeshs Frau, ihren Kindern und natürlich gegenüber Rakesh geworden war. Der Unsinn mit den Schamhaaren – die pornographischen Bilder von Sonal und Rakesh in Ravis Kopf – haben all das und eine Zeitlang auch die eigene Ehe verdorben. Diese Verderbnis war ein Neidsignal. Seine Unfähigkeit, sich zu bedanken, war ein Neidsignal. Ich hätte das sehen und ihm gegenüber zur Sprache bringen müssen.
Sonal gestand mir, sie fühle sich gefangen. Ich bin mir sicher, dass es Ravi genauso geht. Da sein Neid unbe-

wusst ist, kann Ravi nicht wissen, warum er tut, was er tut. Er würde mir gegenüber behaupten, dass er Sonal liebt, und doch kann er ihr keine Liebe geben, wenn sie sie am meisten braucht. Oder das, was er ihr gibt, wird sich für sie nicht wie Liebe anfühlen. Ravi steckt in seinem Neid fest und vermag sich deshalb nicht an einen Ort zu begeben, an dem er sich selbst sehen kann.
Ich muss immer wieder an folgende Gedichtzeilen von Czesław Miłosz denken:

> *Liebe heißt lernen, sich selbst anzusehen*
> *Wie man ferne Dinge sieht,*
> *Denn du bist nur eines unter vielen Dingen.*
> *Und wer so sieht, heilt sein Herz …*

Ach Harold, mir fehlen unsere Gespräche. Du fehlst mir. Du wirst mir immer fehlen.

Stephen

Kaum hatte ich meinen Brief an Harold beendet, begriff ich natürlich, dass wir alle dieses Problem haben, nicht nur Ravi. Früher oder später kann jeder von uns in Neid oder in einer Form von Missgunst feststecken, und wenn es so weit ist, verstellt die sich um uns ausbreitende Fiktion unsere Sicht: Jene, die wir lieben und die uns am nächsten stehen, werden zu Figuren in einer Welt unserer eigenen Imagination, und wir sind gefangen. Wir verlieren unsere Verbindungen zu ihnen und sie zu uns.

Neid, Kummer, Wut – diese Gefühle können uns gefangen halten. »*Wie konntest du …?*«, »*Ich glaub dir kein*

Wort ...« »*Im Ernst?*« Unser Augenrollen, unsere Tiraden – ausgesprochen oder unausgesprochen – dienen der eigenen Bestätigung. Einen Kummer loszulassen fällt schwer, weil wir dann unser Überlegenheitsgefühl aufgeben müssen. Es fällt schwer, die Lust an Verbitterung oder Empörung aufzugeben, an dem, was an anderer Stelle einmal »die Ekstase der Scheinheiligkeit« genannt wurde. Den Weg zurück an einen Ort zu finden, an dem wir uns selbst sehen können, erfordert Mut.

Und wie gelingt uns das? Miłoszs Gedicht nennt einen guten Anfang:

Liebe heißt lernen, sich selbst anzusehen
Als würde man ferne Dinge sehen

Miłosz scheint zu sagen, dass die Liebe – wie auch die Psychoanalyse – ein Instrument der Selbstreflexion sein kann, des Überdenkens: ein Ort, an dem wir uns hinterfragen können, unsere Gefühle, unsere Realität.

Das Vertraute zu hinterfragen ist harte Arbeit. Man könnte behaupten, nicht das Unwissen sei das größte Hindernis bei der Erkenntnis der wahren Gestalt der Erde gewesen, sondern das ›Wissen‹ darum, dass sie flach ist. Bei der Erkenntnis unserer selbst ist nicht Unwissen das größte Hindernis, sondern das, was wir über uns zu wissen meinen. Liebe verlangt, unser Selbstbild aufzugeben, uns auf eine Weise zu sehen, die uns vielleicht nicht gefällt.

Ravi hat sich nie wieder bei mir gemeldet. Er wollte Liebe, ja, und er hat geglaubt, Liebe zu geben. Er konnte sich selbst nicht klar sehen, und am Ende weigerte er sich, die nötige »Liebesmüh« zu leisten, diese immerwährende Aufgabe, unsere Geschichte neu zu denken. Solange er sich aber dieser Müh nicht unterzog, konnte er Sonal nicht sehen. Sie war für ihn verloren und er für sie, lang ehe die Krankheit sie ihm für immer nahm.

3. Ein unmögliches Verlangen

1

Zwei Jahre nachdem ich mich als Psychoanalytiker qualifiziert hatte, übernahm ich eine Stelle an der Portman Clinic, einer forensischen Psychotherapieeinheit in Hampstead. Gelegentlich behandelte ich die Ehefrau, den Ehemann oder das Kind eines Gesetzesbrechers, die meisten meiner Patienten aber hatten selbst eine Straftat begangen. Manche waren in der Vergangenheit schon gewalttätig geworden. Einer hatte sogar meinen Vorgänger angegriffen, aber das ist eine andere Geschichte.

Die Portman-Klinik wurde von Dr. Mervin Glasser geleitet, der auch mein Supervisor war. Dr. Glasser hat über Sexualität und Delinquenz, Aggression, Inzest und Pädophilie geschrieben und besaß eine enorme internationale Reputation. Am besten war er für das bekannt, was er den »Kernkomplex« in uns allen nannte, der sich aus zwei widersprüchlichen Befürchtungen zusammensetzt: verschlungen zu werden und verlassen zu werden. Seiner Ansicht nach hegen wir von Geburt an ein tiefsitzendes Verlangen nach intensiver Nähe mit anderen, doch eben dieses Verlangen kann auch zur Angst vor dauerhaftem Selbstverlust führen. Unser Verlangen nach Unabhängigkeit, nach Selbstwirksamkeit kann uns aber auch an einen Ort führen, an dem wir fürchten, vergessen zu werden. Diese beiden Ängste sind am Werk, wenn wir lieben. Der oder die Geliebte muss unweigerlich daran scheitern, jene wechselnden Bedürfnissen nach Nähe und Distanz zu wahren, die wir uns wünschen – er oder sie ruft zu oft an oder hebt nicht rasch genug ab.

Als ich an der Klinik zu arbeiten begann, war Dr. Glasser schon seit fast zwanzig Jahren ihr Leiter – er würde bald in Rente gehen. Er war zweiundsechzig, ich siebenunddreißig. Er wahrte eine gewisse Distanz. Ein reservierter Mensch, der meine berufliche Entwicklung mit förmlichem, fast betont ernstem Interesse verfolgte. Zu meinen ersten Fällen gehörte die Frau eines Richters am Obersten Gericht, die bei Harrods Brot gestohlen hatte; ein sechzehnjähriger Junge, der in seiner Schule Feuer gelegt hatte; ein überführter Exhibitionist; ein männlicher Krankenpfleger, der zu plötzlicher, schockierender Gewalt neigte; und eine neunundzwanzigjährige Anwältin, die sich selbst in die Klinik einwies, weil sie in der U-Bahn hochhackige Schuhe trug, um so Männern, denen sie absichtlich auf die Füße trat, größeren Schmerz zufügen zu können.

Eines Tages nahm mich Dr. Glasser nach einer Team-Besprechung zur Seite, um mich um einen Gefallen zu bitten. Er wollte, dass ich den Fall einer siebenundzwanzigjährigen Frau übernahm, die man gerade aus dem Gefängnis entlassen hatte. Sie war zu fünfzehn Monaten verurteilt worden, weil sie ihrem Arbeitgeber dreißigtausend Pfund gestohlen hatte. »Ich würde sie selbst übernehmen, habe aber momentan keinen Platz frei«, sagte er. »Sie hat eine wirklich schreckliche Zeit hinter sich.« Seine Stimme hatte einen dringlichen Ton angenommen. »Sie braucht Hilfe. Darf ich die Akte in Ihr Fach legen?«

Die Akte von Kate F. war ungewöhnlich dick: Polizei- und Arztberichte reichten bis zu ihrem fünfzehnten Lebensjahr zurück, die Ausführungen eines Sozialarbeiters, diverse Zeugenaussagen, ein psychologisches Gerichtsgutachten, unter mehreren juristischen Dokumenten Briefe ihrer Anwälte an die Klinik, Korrespondenz zwischen Klinikkoordinator und Bewährungshelfer, aber auch einige Zeitungsausschnitte. Hier und da klebten gelbe Post-it-Zettel an den Blättern – auf mehreren stand ›dringend‹.

Die jüngste Ergänzung der Akte – ganz oben auf dem Stapel – war die Fotokopie des kürzlich aufgesetzten Schreibens eines Anwalts in Schottland, der Kate davor warnte, Kontakt mit einem Mann namens Alasdair F. aufzunehmen. Der Brief schloss mit den Sätzen:

> *»Eingedenk der Geschichte zwischen Ihnen und Mr F. findet er Ihre Korrespondenz und Anrufe belastend, verstörend und unerwünscht.*
> *Er möchte nicht, dass Sie ihm noch einmal schreiben oder ihn anrufen. Er möchte Sie nicht sehen und auch nicht mit Ihnen reden. Kurz gesagt, er möchte keinen Kontakt mit Ihnen, egal welcher Art.*
> *Als sein gesetzlicher Vertreter bitten wir Sie, ihn nicht noch einmal zu kontaktieren.«*

Von wem war der Brief? Was war passiert?

Weiter hinten in der Akte fand ich Dr. Glassers Gerichtsgutachten. Mit siebzehn hatte Kate eine Stelle als Assistentin in der Buchhaltung einer Firma angetreten. Nach einem Jahr fing sie an, täglich etwa hundert Pfund mitgehen zu lassen. Sie hat das Geld nicht angerührt, sondern in ihrem Schlafzimmer versteckt. Als sie verhaftet wurde, gab sie die entwendeten dreißigtausend Pfund an ihren Arbeitgeber zurück. Warum, fragte ich mich, stahl Kate Geld, wenn sie es nicht ausgeben wollte?

Kates Diebstahl, schrieb Dr. Glasser in seiner Zusammenfassung, lasse sich am besten als Reaktion auf eine emotionale Deprivation begreifen; auf diese Weise habe sie versucht, ihren psychologischen Verlust ungeschehen zu machen. Sie hatte gelitten. Ihre Straftat stünde nicht im Zusammenhang mit einer äußeren, materiellen, sondern mit den Forderungen ihrer inneren, psychischen Realität. Unbewusst habe sie Gerechtigkeit gesucht. Eine Gefängnisstrafe könne da nicht helfen, sondern nur schaden. Ein Freiheitsentzug, schloss er, sei völlig unangemessen.

Wie immer, wenn er sich gegen eine Freiheitsstrafe aussprach, endete der letzte Absatz mit den Worten:

»Sollte das Gericht unserem Rat folgen, bitten wir mit allem Respekt darum, dass Psychotherapie nicht als Voraussetzung für eine alternative Strafe festgelegt wird. Eine Therapie kann nur wirksam sein, wenn sie freiwillig unternommen wird. Wir glauben, dass Ms F. psychotherapeutische Hilfe braucht und dass sie ihr guttäte. Wenn sie, zu welchem Zeitpunkt auch immer, um unsere Hilfe bittet, werden wir uns jede nur erdenkliche Mühe geben, ihr eine Behandlung zukommen zu lassen.«

Im leeren Personalzimmer schenkte ich mir eine Tasse Kaffee ein, suchte mir einen bequemen Platz am Fenster und arbeitete mich durch ihre Akte.

Eines der ersten Dokumente war ein Brief von Kates Hausarzt, der die Familiengeschichte umriss. Als Kate acht Monate alt war, brachte ein erschöpfter Mr F. sie und ihre Mutter zu ihrem Hausarzt und bat um Hilfe: »Die Kleine ist pflegeleicht; meine Frau ist diejenige, die ständig in Tränen ausbricht.«

Da der Arzt vermutete, dass Mrs F. an postnataler Depression litt, wollte er sie an einen entsprechenden Psychiater überweisen, aber Mrs F. lehnte die Überweisung ab, auch das Rezept für ein Antidepressivum. Nachdem Mr F. mehrere Jahre später über das sich verschlechternde Verhältnis zu seiner Frau geklagt hatte, schlug der Arzt ein Gespräch mit einem Eheberater vor; Mrs F. lehnte auch dieses Angebot ab. Davon einmal abgesehen verlief Kates Zeit bis zu ihrem dreizehnten Lebensjahr – soweit der Arzt dies zu sagen vermochte – ›normal‹.

Der Bericht eines Sozialarbeiters, basierend auf Gesprächen mit Kate und ihrer Mutter, hielt fest, was als Nächstes geschah. Samstags ging es für Kates Mutter im Frisiersalon meist besonders hektisch zu, weshalb Kate diese Tage bei ihrem Vater verbrachte. Typischerweise gingen sie um die Mittagszeit zum Essen in den Pub – für beide gab es Fisch und Chips –, dann spazierten sie entlang der Themse zum Stadion Stamford Bridge, um sich ein Spiel des FC Chelsea anzusehen.

An einem Samstag, wenige Monate vor ihrem vierzehnten Geburtstag und kurz bevor ihre Mutter zur Arbeit gehen wollte, hatten Kates Eltern Streit. Von ihrem Zimmer aus hörte Kate, wie ihre Mutter weinte und ihren Vater anschrie. (»Du hältst dich ja für so überschlau.« »Immer weißt du alles.« »Ich wünschte, du würdest verschwinden.«) Dann hörte sie das Zuschlagen der Haustür. Wenige Zeit später ging Kate nach unten, und ihr Vater lag zusammengebrochen auf dem Boden – er hatte einen Herzinfarkt erlitten. Sie wählte den Notruf. Während der Krankenwagen noch unterwegs war, wurde ihr am Telefon erklärt, wie sie ihn wiederbeleben solle. Als die Sanitäter eintrafen, war Kates Vater tot.

Im darauffolgenden September kam Kates Onkel, der jüngste Bruder ihres Vaters, nach London, um Computerwissenschaften zu studieren. Er war zum ersten Mal von zu Hause fort und zog bei Kate und ihrer Mutter als zahlender Untermieter ein, da man darauf hoffte, dass er sie finanziell so ein wenig unterstützen würde und Kate bei ihren Hausaufgaben helfen konnte. Im ersten Jahr kamen die drei gut miteinander aus. Laut Kates Schuldirektorin wurde sie in der Schule besser, vor allem in Mathematik.

Alasdair, Kates Onkel, lebte schon fast ein Jahr bei der Familie, als Kates Mutter an einem Tag im Juni wegen einer Magenverstimmung früher von der Arbeit nach Hause kam. Im Flur sah sie Kates Schulmappe liegen. Ohne den Mantel auszuziehen, hastete sie nach oben. Auf dem Treppenabsatz sah sie Alasdair aus Kates Zimmer kommen. Später erklärte sie dem Sozialarbeiter, dass sie nicht begriffen hatte, wieso Alasdair barfuß war. Er sagte etwas zu ihr, aber sie drängte an ihm vorbei, riss Kates Tür auf und sah in ihr Zimmer. Darin war es dämmrig. Eine Kerze mit Apfelduft verbreitete einen ekelhaft süßlichen Geruch. Kates Mutter verharrte, bis sich ihre Augen ans Halbdunkel gewöhnt hatten. Kate stand neben ihrem ungemachten Bett und knöpfte sich die Bluse ihrer Schuluniform zu. In einem unordentlichen Wäschehaufen entdeckte ihre Mutter Alasdairs Socken.

»Wir haben doch niemandem weh getan«, sagte Kate.

Ihre Mutter lief nach unten und rief die Polizei an.

Kate erzählte der Polizei, ein oder zwei Monate nach Alasdairs Einzug sei sie nachts, weil sie Angst bekam und nicht mehr schlafen konnte, in sein Zimmer geschlichen. »Als ich klein war, ist meine Mum immer wütend geworden, wenn ich im Bett zwischen ihr und Dad schlafen wollte – sie hat gesagt, ich würde mich ständig hin und her wälzen und sie wachhalten. Dad brachte mich dann zurück in mein Zimmer, legte mich ins Bett und blieb auf dem Boden sitzen, bis ich eingeschlafen war. Sie mochte es nicht, wenn ich in ihr Schlafzimmer kam. Zu Alasdair konnte ich ins Bett kriechen, ohne dass er wach wurde.«

In ihrer Aussage – abgetippt von der Kriminalbeamtin, die das Verhör führte – hieß es im genauen Wortlaut:

F.: Wo hat er Sie angefasst?
A.: Lange haben wir gar nichts gemacht, nur gekuschelt.
F.: Und dann hat er Sie angefasst?
A.: Ja.
F.: Wo genau?
A.: Überall.
F.: Wo genau?
A.: Hier so. (Sie deutete auf Brust und Vagina.)
F.: Wissen Sie noch, wann er damit angefangen hat, Ihre Vagina zu berühren?

A.: Ich kann mich nicht erinnern. Nicht gleich von Anfang an. Wir haben lange nur gekuschelt.
F.: Wie lange?
A.: Sechs Monate. Nein, länger. Länger als sechs Monate.
F.: Hat er je seinen Penis in Sie gesteckt?
A.: Ja.
F.: Wann geschah das?
A.: Kurz nach meinem Geburtstag, wenn ich mich richtig erinnere.
F.: Also kurz nach Ihrem fünfzehnten Geburtstag?
A.: Ja.
F.: Ihr Onkel ist damals neunzehn Jahre alt gewesen.
A.: Weiß nicht – ja.
F.: Hat Ihr Onkel Sie je bedroht?
A.: Nein, nie.
F.: War es bedrohlich, als er seinen Penis in Sie gesteckt hat?
A.: Nein, jedenfalls nicht auf unangenehme Art.
F.: Auf welche Art denn?
A.: Ich hatte Angst, dass man uns erwischen könnte.

Das nächste Dokument in der Akte war Alasdairs Aussage, aufgenommen von derselben Beamtin. Er behauptete, sich verletzt und verraten zu fühlen – »wie können sie mir das antun?« Er beschuldigte Kate (»sie kam immer in *mein* Bett«) und rationalisierte zugleich ihr Verhältnis (»sie ist älter als Julia in *Romeo und Julia*«). In der Niederschrift der Beamtin geht seine Aussage wie folgt weiter:

F.: Können Sie mir etwas über Ihre früheren sexuellen Beziehungen sagen?

A.: Es war für uns beide das erste Mal.

F.: Hat sich Kate je dagegen gewehrt, dass Sie Ihren Penis in sie gesteckt haben?

A.: Meist haben wir gekuschelt.

F.: Hat Kate je etwas dagegen gehabt, dass Sie Ihren Penis in sie gesteckt haben?

A.: Wir haben das erst viel später getan – meist haben wir nur gekuschelt.

F.: Ich frage Sie noch einmal: Hat Kate je etwas dagegen gehabt, dass Sie Ihren Penis in sie gesteckt haben?

A.: Nein, wir wollten es beide – hätte sie es nicht gewollt, hätte ich es nie getan. Ich würde ihr nie weh tun. Ich liebe sie.

Wenige Monate später kam Alasdair ins Gefängnis und wurde als Sexualstraftäter registriert. Er wollte mit Kate in Kontakt bleiben, doch wurde ihm vom Gericht jede Annäherung verboten.

Mit siebzehn ging Kate von der Schule ab. Da es hieß, sie sei gut in Mathematik, half ihr eine Kollegin ihrer Mutter eine Stelle als Buchhaltungsassistentin in einer Modefirma in Soho zu finden. Nachdem sie dort angefangen hatte, begann sie schon bald eine Affäre mit ihrem Abteilungsleiter, einem verheirateten Mann Anfang vierzig. Seine Frau kam ihm auf die Schliche, und er verließ die Firma. Kurz darauf begann Kate, Geld zu unterschlagen. Mit der Ausnahme von hundert Pfund – die sie versehentlich in einer Plastiktüte im Bus liegengelassen hatte – fand man die gestohlenen achtundzwanzigtausend Pfund in einer Truhe hinten in ihrem Schrank und konnte sie dem Arbeitgeber zurückerstatten.

Wie genau Kates Prozess verlaufen war, blieb mir unklar. Den Anmerkungen in ihrer Akte entnahm ich, dass der Richter sie vermutlich für frech, vielleicht sogar für unverschämt gehalten hat. Das Gericht ignorierte jedenfalls Dr. Glassers Empfehlung, aus welchem Grund auch immer. Man befand Kate für schuldig, und sie verbrachte fünfzehn Monate im HM Prison Holloway, der größten Frauenstrafanstalt Europas.

Hinter mir pfiff der Wasserkessel. Die Abendschicht hatte begonnen. Ich las seit mehreren Stunden.

Ich schrieb Kate einen Brief, bot ihr eine erste Sitzung an.

2

Bei diesem ersten Treffen begann ich damit, dass ich Kate sagte, aus den diversen Berichten, die ich gelesen hätte, wüsste ich zwar einiges über sie, doch würde es mir helfen, wenn sie etwas von sich erzählen könnte.

Sie sagte, sie mache eine schwere Zeit durch. Sie könne keine Arbeit finden. Letzten Samstag sei sie mit einem Nachbarn auf einen Drink ausgegangen, einen Freund der Familie – »Ich steh auf ältere Typen« –, und das hätte zu einem Streit mit ihrer Mum geführt. Sie wollte bei ihr ausziehen. Sie wohnte bei ihrer Mutter, aber sie hasste es – sie mochte ihre Mutter nicht, war nicht wie sie –, und sie hasste den Freund ihrer Mum. Ständig saß er in der Küche oder im Wohnzimmer herum, trank Bier und rauchte. Kate hasste Zigarettenqualm. »Meine Mum und ich kommen nicht gut miteinander aus«, sagte sie.

»Sie ist taff«, sagte Kate. »Ihre ganze Familie ist so.« In fünfzehn Monaten Gefängnis hatte ihre Mutter sie nur viermal besucht. »Was für eine Mutter tut denn so was?«

»Sind Sie sich je nah gewesen?«, fragte ich.

»Es war nie einfach mit ihr«, sagte Kate. »Wenn ich aus Versehen mal was verschüttet habe oder wenn ich gestolpert bin, hingefallen – hat sie mich angeschrien. Mein Dad sagte immer, sie könne nicht anders.«

»Sie haben Ihrem Dad nähergestanden?«

Sie schwieg so lange, dass ich dachte, sie würde mir keine Antwort geben.

Als sie den Kopf hob, sah ich, dass ihr Tränen in den Augen standen.

Nach ein, zwei Momenten fragte ich sie: »Können Sie mir sagen, was Sie zum Weinen gebracht hat?«

Kate schüttelte den Kopf. »Ich mag nicht über meinen Dad reden.«

»Mit niemandem?«

Wieder schüttelte Kate den Kopf.

»Auch nicht mit Ihrer Mum?«

»Mit ihr schon gar nicht. Sie hatte ständig was an ihm auszusetzen. Und er war noch nicht mal beerdigt, da hatte sie schon alle seine Sachen weggegeben; wirklich alles – hat sie zu einem Secondhandladen gebracht und mir nichts davon gesagt. Ich hatte keine Chance, irgendwas für mich zu behalten.«

»Klingt, als wäre das schrecklich für Sie gewesen.«

Kate gab keine Antwort. Es war ganz still. Irgendwann hörte ich, wie draußen die Tür gegenüber geöffnet wurde, dann die Schritte meiner Kollegin auf dem Flur. Ein, zwei Minuten später war zu hören, wie sie zurück in ihre Praxis ging, dann das Geräusch, mit dem die Wartezimmertür zufiel.

»Haben Sie ein Radio?«, fragte Kate.

»Ein *Radio*?«

»Hier drinnen ist es so still«, sagte sie.

Das überraschte mich, wenn auch nicht *so* sehr. Eine Reihe meiner Patienten in der Portman Clinic hatten zuvor gar keine oder nur wenig Erfahrung damit gehabt, in einem stillen Raum zu sein, das Telefon ausgeschaltet, allein mit jemandem, der darauf wartete, etwas von ihnen zu hören. Kates Frage ließ mich daran denken, dass meine Kommentare, das Zuhören, vielleicht auch die gedämpfte Atmosphäre stiller Aufmerksamkeit in der Klinik schlicht zu viel für sie waren, weshalb es für sie leichter wäre, wenn wir irgendetwas anderes hören würden. Ich sagte ihr das.

Sie lächelte. Sie sagte, sie sei es nicht gewohnt, über ihren Dad zu reden, und überhaupt, sie könne nicht verstehen, wie ihr das helfen solle. Wie sollte einfach nur reden ihr helfen?

Wir würden zusammen reden und nachdenken, sagte ich, versuchen, einige Dinge zu verstehen, die ihr widerfahren waren.

»Zum Beispiel warum ich Geld geklaut habe?«

»Fällt Ihnen etwas dazu ein?«

»Sie wissen, dass ich nichts davon ausgegeben habe.«

»Wie erklären Sie sich das?«

Sie wisse es selbst nicht, sagte sie. Sie hatte das Geld in einer alten Truhe im Schrank aufbewahrt. Als sie klein gewesen war, hatte sie darin Sachen zum Verkleiden. »Sicher werden Sie mir das nicht glauben, aber sobald ich das Geld in die Truhe gelegt hatte, habe ich nicht mehr dran gedacht.«

Sie wusste nicht mehr, wie es angefangen hatte oder warum sie es tat – sie sei kein unehrlicher Mensch. Nur wurde auf ihrer Arbeit jeden Tag eine Menge Bargeld eingenommen, und die würden es schon nicht vermissen. Das tat auch niemand. An den meisten Tagen nahm sie sich um die hundert Pfund. Zweimal am Tag, vormittags und nachmittags, ging ihr Chef die Straße runter, um sich einen Kaffee zu holen. Sie wartete, bis er außer Sichtweite war, dann fiel ihr ›zufällig‹ ein Bündel Scheine auf den Boden. Sie bückte sich so unter ihren Tisch, dass ihr Chef, falls er zufällig zurückkommen sollte, sie nicht sehen konnte, und sammelte die Scheine wieder ein. Dabei zählte sie fünf Zwanziger ab und schob sie sich in die Stiefel oder unter ihre Jeans in den Slip. »Ich hatte schreckliche Angst, erwischt zu werden – mein Herz raste wie verrückt.«

Die Heimlichkeit, das Physische ihrer Diebstähle ließ mich daran denken, wie verstohlen Kate in Alasdairs Schlafzimmer geschlichen war. Sie hatte mir gegenüber Alasdair noch nicht erwähnt, ich kannte den Namen bloß aus ihrer Akte, also würde ich warten, bis sie selbst auf ihn zu sprechen kam. Ich sagte ihr nur, dass ich glaubte, die Gefühle, die sie beim Stehlen empfunden hatte – die Geheimniskrämerei, die Aufregung –, hätten ihr vermutlich geholfen, sich nicht deprimiert zu fühlen.

Kate nickte viel zu rasch, wie ich fand, fast, als wollte sie vermeiden, dieser Idee weiter mit mir nachzugehen. Ich versuchte es noch einmal. »Das Geld zu besitzen war Ihnen unwichtig. Die Aufregung, das Herzrasen vor lauter Angst, das scheint wichtiger gewesen zu sein – kein Mittel zum Zweck, sondern der Zweck an sich. Ich glaube immer noch, dass das Stehlen eine Art Antidepressivum war.«

»Ja«, sagte sie, »verstehe.«

Ich schaute auf meine Uhr; die Stunde war fast um. Ich fand, wir hatten einen Anfang gemacht. Ich fragte sie, ob sie mich kommende Woche zur selben Zeit treffen wolle, und sie wollte. Ich erklärte ihr, falls sie dies wünsche, könnten wir uns regelmäßig zur selben Zeit treffen. Jede Woche für fünfzig Minuten. Sie war einverstanden. Dann wollte ich wissen, ob sie Fragen hätte. Sie sagte, ihr würden keine einfallen. Wir standen auf, verabschiedeten uns, und sie ging.

In der folgenden Woche holte ich Kate aus dem Wartezimmer ab. Nach wenigen Minuten des Schweigens fragte ich: »Können Sie mir sagen, was Ihnen durch den Kopf geht?«

Lange Zeit gab sie keine Antwort. Ich fing schon an zu glauben, dass sie meine Frage nicht gehört oder beschlossen hatte, nicht darauf zu antworten.

»Ich habe gerade gedacht, wie schön es ist, hier zu sein«, sagte sie.

Ich fragte, ob es von unserem Treffen letzte Woche etwas gebe, was ihr besonders in Erinnerung geblieben sei.

Kate schüttelte den Kopf. »Nein, eigentlich nicht«, erwiderte sie. Sie schlug die Beine übereinander und neigte den Kopf so, dass ihr Haar nach vorn fiel und einen Großteil ihres Gesichts verbarg.

Stumm saßen wir eine Weile da. Dann sagte ich, meiner Erfahrung nach würden wir uns am besten kennenlernen, wenn sie mir erzählen konnte, was ihr durch den Kopf ging – egal wie schmerzhaft, absurd oder peinlich. »Träume, Tagträume, unverständliche Gefühle, Gedanken, die Ihnen unangenehm sind – ich weiß, das ist nicht leicht, aber falls es Ihnen gelingt, wird es uns sehr helfen, Sie kennenzulernen.«

Kate sah zu mir hoch: »Ich träume nie«, sagte sie und verstummte wieder.

Es war schon Mittag, aber draußen war es diesig, der Himmel bedeckt. Licht kam im Sprechzimmer von zwei Stehlampen und der alten schwarzen Schreibtischlampe, die hinter meinem Sessel auf dem grauen Institutstisch stand. Beide Schiebefenster waren wenige Zentimeter geöffnet, und von der nahen Schule konnte ich hören, wie schreiende Kinder auf den Spielplatz stürmten – der Beginn der Mittagspause. Ich sammelte meine Gedanken und kehrte mit meiner Aufmerksamkeit ins Sprechzimmer zurück. Ich hätte Kate gern einige Fragen gestellt; es gab so viel, was ich wissen wollte – über ihre Beziehung zu ihrem Vater und ihrer Mutter, zu Freunden, über ihren Alltag –, aber ich hielt mich zurück. Ich wollte nicht zu sehr nachbohren und auch nicht zu viel vorgeben.

Seit unserem ersten Treffen hatte sich etwas verändert. Zwar nahm ich nicht an, dass Kate absichtlich etwas zurückhielt, doch wirkte sie irgendwie abwesend. Ich beruhigte mich mit dem Gedanken, dass wir erst am Anfang standen und sie mir mit der Zeit schon vertrauen und offener über ihr Leben reden würde.

Als uns noch etwa fünf Minuten blieben, fragte ich

Kate, ob sie mir sagen könne, woran sie denke. Eine Zeitlang gab sie keine Antwort und strich stattdessen mit den Fingerspitzen über den Saum ihres Schals. Dann sah sie mich an und schüttelte den Kopf.

In einer psychoanalytischen Sitzung ist Schweigen nichts Ungewöhnliches, trotzdem empfand ich, während die Stunde verstrich, ein wachsendes Gefühl der Mutlosigkeit. Mir kam der Gedanke, dass Kate mir einen Eindruck davon vermitteln wollte, wie es war, sie zu sein, also sagte ich: »Ich dachte gerade, dadurch, dass Sie heute so schweigsam sind, dass Sie nichts sagen, versuchen Sie, mir einen Eindruck davon zu vermitteln, wie es ist, Sie zu sein – da Sie das Gefühl haben, in einer Welt zu leben, die still ist, für Sie unzugänglich.«

Kate lächelte, und sie sah mich an, ohne zu blinzeln, gab aber keine Antwort.

Ein oder zwei Minuten bevor unsere Stunde um war, sagte Kate: »Wissen Sie über Alasdair und mich Bescheid?«

»Ich weiß nur das Wenige, was in der Akte steht«, erwiderte ich.

»Ich werde ihm schreiben. Seine Anwälte haben mir davon abgeraten, aber er fehlt mir, und ich bin mir sicher, dass er mich immer noch liebt.«

»Das ist wichtig, aber wir haben nur noch eine Minute«, sagte ich.

»Finden Sie es in Ordnung, wenn ich ihm schreibe?«

»Das ist für Sie eine drängende Frage, aber uns bleibt heute nicht mehr genügend Zeit, angemessen darüber zu reden.«

»Sie sagen mir also, ich soll ihm nicht schreiben?«

»Ich versuche nur zu verstehen, warum Sie damit bis

zum Ende unserer Sitzung gewartet haben. Vielleicht wollte ein Teil von Ihnen mit mir über Alasdair reden, darüber, ihm zu schreiben, und ein anderer Teil wollte das nicht.«

»Ich komme ja nicht absichtlich am Ende darauf zu sprechen. Es ist mir nur gerade erst eingefallen.«

»Sie haben recht. Ich denke, Sie haben das unbewusst und nicht absichtlich getan«, sagte ich. »Vielleicht haben Sie es ganz am Ende unserer Sitzung zur Sprache gebracht, weil Sie ihm schreiben wollen und fürchteten, ich könnte Sie davon abhalten.«

»Und das tun Sie nicht?«

»Ich bin nicht hier, um Sie von irgendwas abzuhalten. Ich bin hier, um mit Ihnen über Verschiedenes nachzudenken.«

Ich schaute auf meine Uhr. »Ich weiß, Sie finden, bis nächste Woche ist es noch lang, aber wenn Sie wollen, können wir dann über Alasdair und über einen Brief an ihn reden.«

»Wir müssen aufhören?«, fragte sie.

»Ja, die Zeit ist um.«

»Jetzt sofort?«

Ich nickte und stand auf.

»Das war's?«

Ich nickte erneut. »Ja, bis nächste Woche.«

Kate blieb zusammengesunken in ihrem Sessel sitzen. Sie schien in Gedanken. Ich nahm an, dass sie über den Brief nachdachte und sich vermutlich damit abfand, ihn erst nächste Woche zu schreiben.

Dann stand sie auf und kam mit zwei schnellen Schritten auf mich zu – zu nah. Sie streckte eine Hand aus, um einen Fussel von meiner Jacke zu wischen.

»Ist jetzt Ihre Mittagspause?«, fragte sie.

Ich trat einen Schritt zurück.

»Ich habe gedacht«, sagte sie und legte den Kopf schief, »wenn es in der Nähe einen Pub gibt, könnten wir zusammen zu Mittag essen.«

Ich sagte: »Sie möchten weiterhin mit mir reden, aber das können wir nicht – wir müssen bis nächste Woche warten.«

»Ich weiß«, sagte sie, »aber Sie waren so nett zu mir, da möchte ich auch nett zu Ihnen sein.«

Mir begann etwas klarzuwerden. Ihre schwierige Beziehung zur Mutter, der Tod ihres Vaters, die inzestuöse Beziehung zu ihrem Onkel, die Affäre mit ihrem Chef, die Geldunterschlagungen, ihre plötzliche Annäherung – diese Vorfälle hingen alle zusammen. Ich war mir nicht sicher, wie ich mit ihr darüber reden wollte, was ich zu verstehen begann, aber ich wusste, was ich jetzt sagen musste. »Die Zeit ist um«, sagte ich. »Wir müssen aufhören.«

Kate änderte ihre Haltung. »Ich würde gern …«, sagte sie und zögerte. Dann bewegte sie sich erneut, wechselte vom linken auf den rechten Fuß. Ich spürte, wie sie Anlauf nahm, wie sie sich bereitmachte, eine Schwelle zu übertreten. »Darf ich Sie umarmen?«, fragte sie.

Ich hob meine rechte Hand und signalisierte Halt.

»Die Zeit ist um«, sagte ich.

Sie schmollte wie ein Kind und hielt den Blick auf mich gerichtet.

Sanft sagte ich: »Ich sehe Sie nächsten Dienstag, dann können wir weiterreden.«

Sie rückte an mich heran, direkt bis unter mein Kinn.

»Vergessen Sie's«, schrie sie. Ich konnte ihren Atem spüren. »Vergessen Sie den ganzen Scheiß!«

Während sie sich ihre Sachen schnappte und zur Tür

eilte, schrie sie mich weiter an: »Sie sind blöd, so blöd. So *verdammt* blöd.« Sie knallte die Tür hinter sich zu.

Ich stand einfach nur da und dachte über das nach, was passiert war. Ich hatte keine Ahnung, wie viel Zeit verging.

Ich ging ins Personalzimmer, machte mir eine Tasse Tee, kam wieder ins Sprechzimmer und schrieb ein Protokoll der Sitzung.

Anschließend verfasste ich eine kurze Notiz an Dr. Glasser, erklärte das Vorgefallene und legte sie in sein Fach. Er antwortete gleich und schlug vor, dass wir beim nächsten regulären Supervisionstreffen darüber redeten – hoffentlich, schrieb er, kommt Kate zu ihrer nächsten Sitzung.

Sie ließ sich nicht blicken und rief auch nicht in der Klinik an, um abzusagen. Meiner gewohnten Praxis entsprechend schrieb ich ihr:

»Wie schade, dass wir uns heute nicht gesehen haben. Ich glaube, ich verstehe einige Ihrer Gründe, warum Sie nicht gekommen sind, würde gern aber noch mehr verstehen. Bitte kommen Sie nächsten Dienstag zur vereinbarten Zeit.«

3

Als ich an die Tür zu Dr. Glassers Büro klopfte, fühlte ich mich etwas unbehaglich; ich fürchtete, dass er enttäuscht sein würde. Sein Büro war das größte Sprechzimmer der

Klinik; hohe Decken und große viktorianische Fenster gaben ihm ein luftiges, helles, einladendes Aussehen.

Dr. Glasser saß am Kopf des Tisches. Er stand auf, um mich zu begrüßen, und deutete auf den ihm nächsten Stuhl. »Haben Sie etwas Neues von Ihrer Patientin gehört?«

Ich schüttelte den Kopf. »Kein Wort.«

Dr. Glasser fand ein leeres Blatt Papier, zog von einem Kuli die Kappe ab und sagte: »Fangen wir direkt mit den Sitzungen an.«

Während ich ihm meinen Bericht der zwei Treffen mit Ms F. vorlas, machte Dr. Glassers sich Notizen. Mehrere Male bat er mich, einen der Wortwechsel mit Ms F. zu wiederholen.

Nachdem ich geendet hatte, blieb Dr. Glasser still. Er blätterte zurück zur ersten Seite seiner Notizen und begann, sie langsam noch einmal durchzulesen. »Gut so«, sagte er. »Ja, das ist gut so. Es gibt nicht viel, was ich anders gemacht hätte.«

»Wirklich nicht?«, sagte ich. »Ich fand, das erste Treffen verlief gut. Aber wie das zweite Treffen geendet hat, darauf war ich wirklich nicht gefasst …«

Dr. Glasser lächelte. »Vielleicht konnte Ihre Patientin in der zweiten Sitzung nur deshalb aus sich herausgehen, weil Sie in der ersten Sitzung einen so guten Kontakt aufgebaut haben – ihr Verhalten könnte also eine negative therapeutische Reaktion gewesen sein.«

»Wäre sie mit Sharon oder Anne nicht besser gefahren?«, frage ich.

»Ich denke nicht«, antwortete er. »Eine schreckliche Beziehung mit ihrer Mutter, keine Freundinnen, einen Termin mit der Gefängnisseelsorgerin hat sie ausgeschlagen – ihre Bewährungshelferin mag sie überhaupt nicht. Mit einer Analytikerin wäre es sicher anders gelaufen, aber wohl kaum besser.«

»Es hätte ja wohl kaum schlechter laufen können«, sagte ich.

»Falls Sie damit das Ende der zweiten Sitzung meinen«, sagte er, »ich finde, da haben Sie sich ziemlich gut verhalten. Hätten Sie, nachdem Sie von ihr berührt wurden, gesagt: ›Bitte, setzen Sie sich, lassen Sie uns einen Moment darüber reden‹, wäre das falsch gewesen. Das hätte die Therapie zunichte gemacht. Sie hätten sich auf einen fragwürdigen Deal eingelassen: Sie flirten mit mir, ich gewähre Ihnen mehr Zeit. Sie ist aber darauf angewiesen, dass Sie Grenzen setzen, damit sie auch welche setzen kann.«

Dr. Glasser beugte sich vor. »So, wie Sie die Sitzung beendet haben, sagen Sie ihr: ›Ich glaube, Sie können warten; ich glaube, Sie müssen nicht impulsiv handeln – Sie können Ihren Verstand benutzen, um ihre Gefühle zu verstehen und Ihr Verlangen zu kontrollieren.‹ Genau darum geht es in der Therapie.«

»Danke, Mervin – aber was ist das für eine Therapie, wenn ich meine Patientin verliere?«

»Sie wissen nicht, ob sie nicht doch noch zurückkommt«, sagte er. »Patienten finden auf allen möglichen Wegen zu einer Therapie. Vor allem junge Menschen – sie fangen an, sie hören auf. Erst wenn sie nie mehr zurückkäme, wäre es ein Scheitern, aber ich bin mir sicher, sie kommt wieder.«

»Ich denke, mir haben die richtigen Worte gefehlt, irgendwas, das es ihr erlaubt hätte, nächste Woche zurückzukommen.«

Er sah mich an. »Sie denken zu sehr an das, was Sie ihr gesagt haben, Stephen. Entscheidend ist aber nicht, was Sie gesagt haben – entscheidend ist, was sie gehört hat. Sie müssen lernen zu hören, was sie hört.«

Er füllte ein Glas mit Wasser. »Unsere Patienten kommen zu uns, weil sie mit ihrer Art, das Leben zu bewältigen, gescheitert sind«, sagte er. »Und Ihnen das Gefühl zu geben, gescheitert zu sein, ist für Ihre Patientin eine Möglichkeit, Ihnen mitzuteilen, wie es ist, sie zu sein. Also vermute ich, dass sie etwas ausagiert hat, was sie nicht in Worte fassen konnte.«

»So verstehen Sie das Ende der Sitzung?«, frage ich ihn. »Dass sie versucht hat, sie zu berühren?«

»Ja.«

Dr. Glasser legte den Stift auf den Tisch. »Manche Menschen haben Mühe mit Worten«, sagte er, »vor allem, wenn sie ein Trauma erlitten haben. Womit ich sagen will, dass manche Patienten es schwierig finden, ihre Gefühle in Worte zu fassen. Sie sprechen mit ihrem Körper, mit Stille.«

Er fuhr fort: »Wenn Sie oder ich wütend werden, agieren wir überwiegend mit Worten – vielleicht fluchen wir oder schimpfen, hauen schließlich sogar auf den Tisch.« An dieser Stelle ballte er die Hand zur Faust und gab vor, auf den Tisch hauen zu wollen.

»Der Tisch verkörpert die Person, die wir schlagen möchten«, sagte er und fuhr fort, sanft auf den Tisch zu pochen. »Ihr gewalttätiger Patient« – ein Krankenpfleger, der regelmäßig in Schlägereien verwickelt war – »wird wütend, um dann, fast übergangslos, denjenigen zu schlagen, der diese Wut ausgelöst hat. Er kann die eigene Wut oder den Körper des anderen nicht symbolisieren und erleidet eine Art psychosomatischer Reaktion. Er hat ein Gefühl, für das ihm keine Worte zur Verfügung stehen – also reagiert sein Körper.«

»Und Sie glauben, das passiert, wenn ihr Tränen in die Augen treten?«

»Ich denke daran, wie sie aufgesprungen ist, um sie zu berühren; ihre Reaktion ganz am Ende der Sitzung. Ich denke, sie tat, was sie getan hat, weil ihr die Worte fehlten.«

»Um beschreiben zu können, wie es sich anfühlt, zurückgewiesen zu werden?«

»Natürlich hat sie sich zurückgewiesen gefühlt«, sagte er, »nur fürchte ich, dass sie ein Verlangen darstellen möchte, das sie unmöglich darzustellen vermag.«

Ich nickte. »Nämlich ihren Vater wiederzubeleben.«

»Meine Intuition sagt mir, dass Sie recht haben, dass das stimmt«, sagte er, »aber ich denke an etwas anderes: Warum will sie ihren Vater zurück?«

Er blätterte in seinen Notizen. »Am Ende der Sitzung konfrontiert sie Sie mit einem Problem. Ja, hier steht es. Sie will Alasdair einen Brief schreiben. Und Sie sagen, sie können beide nächste Woche über Alasdair und den Brief an ihn reden. Perfekt. Alles bestens. Dann fragt sie, ob sie jetzt sofort aufhören müssen.«

»Der Entwicklung nach«, fuhr Dr. Glasser fort, »ist Ihre Patientin ein Kind. Äußerlich ist sie eine junge Frau, aber psychologisch, emotional ist sie ein Kind, auch in ihrer Haltung Ihnen gegenüber.« Er sprach leise, aber in seiner tiefen Stimme, seinen drängenden Worten, klang etwas Dringliches an. »Sie will mit Ihnen eine Beziehung, so wie ein Baby mit seiner Mutter.«

Er fuhr fort. »Während der Sitzung haben Sie gute Arbeit geleistet und ihr genau diese Art von fürsorglicher Erfahrung ermöglicht. Sie sind für sie dagewesen – haben zugehört, nachgedacht und versucht, sie zu verstehen. Am Ende der Sitzung, als Sie sagen, dass sie beide aufhören müssen, machen Sie etwas ganz Entscheidendes. Sie verdeutlichen ihr, dass sie in ihrer direkten Beziehung wie eine Mutter sind, dass sie aber auch in Beziehung zur Realität eine Mutter sind, in der Beziehung zur Zeit, zu den Regeln der Therapie – die fünfzig Minuten sind um. Ms F.s – physische – Reaktion erfolgt unmittelbar. Sie springt auf, um Sie zu berühren, flirtet mit Ihnen, lädt Sie zum Mittagessen ein. Sie will, dass Sie die Regeln vergessen. Sie will mit Ihnen zusammenbleiben. Sie will Sie ganz für sich allein haben.

Und dann passiert es wieder. Sie sagen – lassen Sie mich suchen – hier, dass Ihnen etwas klar wird über den Tod des Vaters, die sexuelle Beziehung zu ihrem Onkel, die Affäre mit ihrem Chef, die Diebstähle – verschiedene Komponenten fügen sich für Sie zusammen. ›Sie hängen zusammen‹, um es mit Ihren Worten zu sagen.«

Dr. Glasser blickte auf und schaute mich über den Rand seiner Brille hinweg an. »Sie kommunizieren mit ihrem psychoanalytischen Ich«, sagte er. »Und Ihre Patientin nimmt diesen inneren Dialog wahr, der Sie völlig vereinnahmt, Sie von ihr entfernt. Und wieder reagiert sie sofort, körperlich, tritt von einem Fuß auf den anderen, fragt, ob sie Sie umarmen darf. Als Sie Ihre Hand heben, um ihr das zu verbieten, wird sie wütend. Ein abgewiesenes Kind. All das ist wichtig, weil es einen Einblick in ihre Innenwelt gewährt.«

Dr. Glasser goss bedächtig Wasser nach und schob dann ein Glas zu mir herüber. »Mein Gespräch mit ihr, die diversen Berichte und diese Sitzungen mit Ihnen lassen mich annehmen, dass Ms F. in jungen Jahren zahlreiche kleine Zurückweisungen erfahren hat. Oft wird ein Kind nicht durch ein einziges Trauma geschädigt, sondern durch die Anhäufung vieler verletzender Momente – ein kumulatives Trauma. Vor aller Augen unsichtbar, von anderen kaum wahrgenommen, winzige, immer wiederkehrende Affronts. Wir wissen, sie war eine Last für ihre Mutter, die wiederholt versucht hat, ihr Kind abzuschieben, sich von ihm abzuwenden, es zurückzuweisen. Sie war nicht absichtlich grausam; sie hat selbst gekämpft, unter Depressionen gelitten.«

Er setzte fort: »Ich denke, Ihre Patientin hat sehr früh gelernt, Mütterliches bei ihrem Vater zu suchen – sie hat sich an ihn gewandt, ist mit ihren Sorgen zu ihm. Sein Tod muss für sie ein schrecklicher Schlag gewesen sein. Und seither sucht sie offenbar in anderen Männern die anteilnehmende Mutter. Alasdair, ihr Chef – diese Männer hielten ihre Sehnsucht für sexuelles Begehren; *sie* selbst vermutlich auch. Ihre Versuche, mit dem Verlust des Vaters zurechtzukommen, haben das Problem nur noch verschlimmert – man hätte sie niemals zu einer Haftstrafe verurteilen dürfen. Ihr Verhalten am Ende der Sitzung sagt uns, was sie nicht in Worte fassen kann: Sie sucht in Ihnen die Mutter, die sie nie hatte – eine Mutter, die niemand je hatte –, eine Mutter, die allein für sie existiert. Ein unerfüllbares Verlangen.«

Er legte die Finger auf den Rand des leeren Wasserglases und drehte es beim Reden.

»Natürlich könnte ich mich täuschen. Dies ist nur eine Hypothese, die allerdings auf dem basiert, was Sie gegen Ende der Sitzung zu erahnen begonnen haben. Sie wollte bei Ihnen bleiben, das ist das mindeste, was wir wissen – aber ich denke, wir konnten durchaus noch etwas mehr wahrnehmen. Wenn ich an Ihrer Stelle wäre, würde ich jedenfalls in diese Richtung denken. Und wenn sie zurückkommt, hören Sie ihr zu – und gemeinsam werden Sie ihren eigenen Weg finden zu verstehen, was genau geschehen ist. Manchmal kann ein solcher Start ein guter Anfang sein …«

Ich unterbrach ihn. »Warum sind Sie sich so sicher, dass sie zurückkommt?«

»Sicher bin ich mir nicht«, sagte er, »aber sie leidet. Und sie weiß, dass Sie ihr helfen wollen.«

»Aber ist ihr das nicht vielleicht zu peinlich?«, sagte ich. »Sie war gekränkt, verletzt. Für mich hat sich das endgültig angefühlt.«

»Vielleicht, aber Sie haben nicht versucht, sie bloßzustellen. Ich denke, das hat sie gespürt.«

»Tut mir leid, Mervin, aber ich kann mir nicht vorstellen, dass sie wiederkommt, ehrlich nicht.«

»Sollte Sie nächste Woche nicht kommen, schreiben Sie ihr noch einmal. Und wenn sie in der darauffolgenden Woche auch nicht kommt, also zum dritten Mal ihre Sitzung ausfallen lässt, schreiben Sie, es täte Ihnen leid, dass es ihr zurzeit so schwerfalle zu kommen und mit Ihnen zu reden, dass es aber, falls sie zur Rückkehr bereit sei, einen Platz für sie gibt. Schreiben Sie, dass es hier immer einen Platz für sie gibt.«

Dr. Glasser blickte über meine Schulter auf etwas, und

als ich mich umdrehte, sah ich einen kleinen Wecker. Die Zeit war um. Er schob seinen Stuhl nach hinten und gab mir so zu verstehen, dass die Supervision zu Ende war.

Ich stand auf und sammelte meine Sachen ein.

»Das war kein Scheitern. Das war gute Arbeit«, sagte Dr. Glasser in leisem, aufrichtigem Ton. »Sie haben sie nicht zum letzten Mal gesehen.«

In jener Nacht hatte ich einen lebhaften Traum. Kate kam darin vor. Von den gegenüberliegenden Enden der Waterloo Bridge liefen wir aufeinander zu. Kate begrüßte mich herzlich. Sie redete in einer fremden Sprache, doch hatte ich keine Mühe, sie zu verstehen.

Nach dem Aufwachen lag ich im Bett und dachte an den Traum. In unterschiedliche Richtungen laufen, der Ort – eine nach einer großen Schlacht benannte Brücke –, unsere Freude, uns wiederzusehen. Diese Elemente bedurften keiner weiteren Analyse. Dass sie in einer fremden Sprache redete, die ich verstehen konnte, erinnerte mich an Dr. Glassers Mahnung: »Sie müssen lernen zu hören, was sie hört.«

Von Geburt an lernen wir, unser komplexes Innenleben zu verbergen; ganz unabhängig davon, was wir für Mutter und Vater empfinden, wird uns beigebracht, dass wir sie lieben. Zwischen dem, was wir fühlen, und dem, was wir fühlen sollen, besteht eine Differenz. Und in dieser Kluft wird unser Verlangen geboren.

Mensch zu sein heißt, unsicher zu sein, zwiegespalten, hin und her gerissen, und doch wachsen wir in einer Welt auf, die uns sagt, wir sollen uns ganz fühlen, sollen unsere Sexualität und unsere Bedürfnisse kennen. Groß geworden mit den unausgegorenen, vorhersehbaren Erzählungen der Populärkultur und ständig dazu animiert, Liebe durch die Brille der romantisierenden Klischees sozialer Medien und der Promi-News wahrzunehmen, werden wir davon abgehalten, uns die schwierigeren Fragen zu stellen: Was genau will ich? Warum habe ich diese sexuelle Identität und keine andere? Einfache Geschichten überdecken die schwierigen. »Ich mag ältere Männer« könnte so auch heißen: »Ich möchte einen Mann, der mir die Mutter ist, die ich nie hatte.«

Psychoanalyse hat ihre eigenen begrenzten und begrenzenden Geschichten, richtig eingesetzt aber liefert sie keine vorgefertigten Antworten. Stattdessen bietet sie einen Raum und eine Beziehung an, die es dem Patienten erlaubt, das eigene Innere kennenzulernen. Wenn ich höre, was Kate hört oder gehört hat, wenn ich ihre unbewusste Sprache verstehe, dann kann ich ihr vielleicht helfen, andere Menschen unverstellt durch Angst oder Wünsche zu sehen, sie also wahrzunehmen, wie sie wirklich sind.

Sechs Monate, nachdem Kate aus meiner Praxis gestürmt war, kam routinemäßig ein Schreiben des Kliniksekretariats, in dem Mitarbeiter gebeten wurden, alle Unterlagen von Patienten zurückzugeben, die zurzeit nicht in Behandlung sind. Ganz unten in der Ablage fand ich Kates Akte. Als ich den Abschlussbericht schrieb, erinnerte ich mich an Dr. Glassers Supervision und an meinen Traum. Irgendetwas fehlte.

Ich begriff, dass ich mit meiner Trauminterpretation erst halb fertig war. Meine Deutung ließ außer Acht, *warum* ich den Traum gehabt hatte – warum *diesen* Traum, warum gerade zu *dieser* Zeit? Sicher, ich hatte Kate unbedingt helfen wollen – ich wollte eine schreckliche Ungerechtigkeit beheben. Mit ein wenig mehr Abstand aber sah ich jetzt, dass der Traum Ausdruck meines ziemlich offensichtlichen Wunsches war, Dr. Glasser zufriedenstellen zu wollen. Mit einem Mal wurde mir klar, dass Dr. Glassers Anerkennung mir sogar wichtiger als die klinische Supervision war. Ich war nicht nur wegen Kate und mit meiner unfertigen Arbeit zu ihm gekommen, sondern auch mit meiner frustrierenden Beziehung zu meinem eigenen Vater. Unbewusst hatte ich gewollt – was einzugestehen mir heute noch schwerfällt –, dass Dr. Glasser mich ganz machte, indem er mir gab, was ein Vater seinem Sohn gibt. Ich wollte, dass er jemand war, der er nicht sein konnte, dass er kurierte, was nicht zu kurieren war: ein unmögliches Verlangen.

Drei Jahre später – auf dem U-Bahnsteig in Hampstead – hörte ich jemanden fragen: »Mr Grosz?« Ich drehte mich um. Es war Kate.

In einer Babytrage hielt sie ein kleines Kind. Sie sah anders aus, nur wie, das hätte ich nicht sagen können. Nachdem wir beide unserer Überraschung Ausdruck verliehen hatten, stellte sie mir ihr Baby vor. »Das ist Freddie; Freddie, das ist Mr. Grosz«, sagte sie und setzte hinzu: »Sie wissen sicher, dass ich wieder in die Portman-Klinik gehe?«

»Nein, das wusste ich nicht.«

»Dr. Glasser hat mir erzählt, Sie hätten die Klinik verlassen«, sagte sie. »Deshalb bin ich jetzt bei ihm, einmal die Woche.« Sie lächelte.

»Er ist ein hervorragender Therapeut«, sagte ich.

Kate blickte zu Boden.

Aus dem dunklen Tunnel drang der vertraute, warme Schwall verbrauchter Luft, das anschwellende Brausen, die beiden weißen Scheinwerfer – Kates Zug hielt. Die Türen glitten auf.

»Das ist unser«, sagte sie und stieg ein. Als die Türen schlossen, rief sie »Auf Wiedersehen« und winkte.

4. Fleischliche Begierden: Drei Fälle

1

Ehe sich Matt A. in meinem Sprechzimmer hinsetzte, gab er mir die Hand. Er war ein athletischer, attraktiver Mann, siebenundvierzig Jahre alt, mit weißem Kaschmirpullover, schwarzen Chelsea Boots und einer Schildpattbrille. Das rote Uhrenarmband passte farblich zu den Socken.

Wer mich zu einer Konsultation aufsucht, beginnt gewöhnlich mit einem Problem; Matt begann damit, dass er mir von sich erzählte. Er sagte, er arbeite in der Downing Street als politischer Stratege und Berater für Tony Blair. Das war 1999. Er sei seit zwanzig Jahren verheiratet und habe drei Kinder im Teenageralter. Mit Zartgefühl und detailliert beschrieb er seine Familie – seine Frau Jemima, eine Anwältin, zwei Söhne und eine Tochter. Er besaß eine Dauerkarte für den Fußballverein Tottenham Hotspur und liebte es, seine Kinder am Wochenende zu einem Spiel der Spurs mitzunehmen, um zu Hause anschließend für sie zu kochen. Besonders gern hatte er es, wenn ihm die Kinder in der Küche Gesellschaft leisteten, eine CD einlegten und zur Musik herumhüpften.

Er zeichnete lebhafte, liebevolle Porträts seiner Eltern – die Mutter Professorin für deutsche Sprache und Literatur, der Vater Linguist, gegenwärtig als Beamter für das GCHQ tätig, eine Behörde der britischen Regierung. Matt war Teil eines großen, insgesamt sechzehn Köpfe umfassenden Familienverbunds: den Eltern, ihren drei Kindern und deren Ehepartnern sowie den acht Enkeln. Zusammen feierten sie Weihnachten und verbrachten jeden Sommer zwei Wochen auf St. Ives im elterlichen Sommerhaus. Matt war stolz auf die enge, liebevolle Beziehung seiner Kinder zu ihren Cousins und zum Rest der großen Familie.

Matt war erfolgreich und mit seiner Arbeit zufrieden, insgesamt also ein heiteres Lebensbild.

»Erzählen Sie mir, warum Sie hier sind«, sagte ich.

Er schwieg eine Weile. »Mit sechzehn hatte ich zum ersten Mal Sex; das Mädchen war eine Freundin meiner Schwester. Einige Tage später hatte ich Sex mit einem Jungen, einem Schulfreund.«

Bis zum letzten Studienjahr schlief er regelmäßig mit Frauen wie mit Männern. Im letzten Semester lernte er dann Jemima kennen. Sie besuchte denselben Kurs wie er. Als es mit ihnen ernst wurde, brach Jemima ihre seit zwei Jahren währende Beziehung zu einem Doktoranden ab, um ganz mit Matt zusammen sein zu können. Matt hörte auf, Sex mit anderen Frauen zu haben. Bis auf jeweils einige Monate nach der Geburt der Kinder hatten Jemima und er in ihrer zwanzigjährigen Ehe ein- bis zweimal die Woche Sex. Er hatte zudem ein- bis zweimal die Woche Sex mit Männern.

Er liebe Jemima, erklärte er. Ihm gefalle, wie sehr sie Sex möge, wie sie einen Orgasmus hatte, doch für ihn war *richtiger* Sex allein Sex mit Männern. Der sei »hemmungsloser«, sagte er.

Ich fragte Matt, ob Jemima wisse, dass er so empfinde.

Er sei von Anfang an offen zu ihr gewesen, erklärte er. Als sie zum ersten Mal miteinander schliefen, gestand er ihr, auch Sex mit Männern zu haben. »Oscar Wilde, Alan Turing, Joe Orton – die Biographien auf meinem Nachtschränkchen waren ziemlich eindeutig.« Er war immer ehrlich zu ihr – musste es sein; sie sorgten sich beide wegen HIV und anderen Geschlechtskrankheiten. »Sie will keine Details wissen, und ich dränge sie ihr nicht auf. Ich sage: ›Nach der Arbeit habe ich noch ein Treffen.‹ Und sie weiß Bescheid.«

Ich wartete darauf, dass er weitererzählte, und er erklärte, Ehe und Sex seien in seinen Augen Gegensätze. »Eine homosexuelle Ehe ist ein Widerspruch in sich«, sagte er. »Ist es eine Ehe, ist sie nicht homosexuell.«

»Kennt Jemima Ihre Ansichten über Ehe und Sex?«, fragte ich erneut.

»Ich möchte ihr nicht absichtlich weh tun«, erwiderte er. »Ich liebe sie.«

»Aber die Wahrheit haben Sie ihr nicht gesagt.«

»Ich habe sie nicht angelogen.«

Da er Jemima nicht direkt angelogen hatte, glaubte Matt, ehrlich zu sein. Jemima schien seinen Wunsch nach Sex mit Männern zu akzeptieren – ihre einzige Bedingung lautete offenbar, dass er keinen Sex mit anderen Frauen hatte. Und da er sie nicht verletzten wollte, verschwieg ihr Matt, dass er Sex mit Männern vorzog. Ich erinnerte mich an etwas, das Freud einmal geschrieben hatte: »Wo sie lieben, begehren sie nicht, und wo sie begehren, können sie nicht lieben.« Ich dachte, dies könnte Matts Dilemma sein, und sagte es ihm.

Er widersprach. Er sagte, er liebe Jemima und dass er auch einige jener Männer liebe, mit denen er Sex habe. Liebe, sagte Matt, ist ein Gleichgewicht der Macht, ein gemeinsames Verständnis zweier Menschen über ihr jeweiliges Begehren. Dieses Gleichgewicht kann Jahre vorhalten – wie es bei Jemima und ihm der Fall war – oder auch nur wenige Minuten während einer kurzen, intensiven sexuellen Begegnung. »Liebe endet, sobald dieses Gleichgewicht der Macht in sich zusammenfällt, sobald sich ein Partner ausgebeutet fühlt.«

»Ich denke, Sie beschreiben Intimität«, sagte ich.

»Ist das nicht dasselbe?«

»Entscheidend ist, dass *Sie* glauben, es sei dasselbe.«

Unsere Zeit war fast um. Ich verstand nicht, was sich Matt von mir oder einer Analyse erhoffte, also fragte ich nach.

»Ich kann verstehen, was andere Leute empfinden, aber meine Empfindungen sind anders.«

»Können Sie das näher beschreiben?«

»Ich fühle mich irgendwie unwirklich«, sagte er und verstummte.

Matt hatte für sich ein Leben geschaffen, in dem er gewisse Aspekte seiner Persönlichkeit voneinander getrennt hielt. In den meisten seiner intimen Beziehungen war er nie ganz er selbst. »Wollen Sie, dass ich Ihnen helfe, zu Ihrer Homosexualität zu stehen?«, fragte ich.

»Ich würde Jemima und die Kinder niemals verlassen. Eine Trennung steht für mich außer Frage.«

»Wollen Sie, dass ich Ihnen helfe, die sexuellen Begegnungen außerhalb Ihrer Ehe aufzugeben?«

»Warum sollte ich?«

Ich versuchte es noch einmal. »Wollen Sie, dass ich Ihnen helfe, mit Ihrer Bisexualität zurechtzukommen?«

Matt sah mich an, als hätte ich den Verstand verloren.

»Damit ich ein pinkfarbenes T-Shirt tragen und zur Loveparade gehen kann? Soll das ein Witz sein? Warum sollte ich bi sein wollen?«

»Vielleicht suchen Sie«, erwiderte ich, »einen Ort, an dem Sie ganz Sie selbst sein können.«

Matt lehnte sich in seinem Sessel zurück und entspannte sich. Er gab mir recht.

Um zu verstehen, wie und warum wir Sex so haben, wie wir ihn nun einmal haben, müssen wir uns unsere persönliche Geschichte genauer ansehen, vor allem unsere frühesten Beziehungen. Ob tief vergraben oder vor aller Augen verborgen, bestimmen diese Bindungen unser späteres Sexualverhalten. Unser Sexleben kann also gewissermaßen als eine Lösung jener Probleme angesehen werden, die aus unseren frühesten Ängsten, Sehnsüchten und Animositäten resultieren.

In den ersten Monaten von Matts Analyse fanden wir heraus, dass sein Sexualverhalten von seinen Gefühlen und nicht von seiner Sexualität (was auch immer das sein mag) bestimmt wurde. Matt verstand sich weder als heterosexuell, homosexuell noch als bisexuell. Ich hatte den Eindruck, dass er überhaupt nicht über seine Sexualität nachdachte. Einerseits schätzte er die zutiefst beruhigenden Abläufe und Rituale seines Lebens mit Frau und Kindern, andererseits war Sex mit Männern für ihn unentbehrlich, ein immens lustvoller Teil seines Lebens. »Es geht nicht bloß um Sex«, sagte Matt. »Wäre ich Hetero, hätte ich diese Freundschaften überhaupt nicht.« Im Lauf der Jahre hatte er Beziehungen zu einem Science-Fiction-Autor aus Seoul aufgebaut und zu einem Inspektor der Mordkommission aus Trondheim. Einer seiner ältesten Freunde kam von den Balearen, ein männlicher Pornostar mit Asperger-Syndrom.

Warum hatte Matt sein persönliches Leben auf diese Weise organisiert? Zwei Dinge fielen mir auf. Matts Sexleben verlief lebhaft, fast hektisch. Das andere: Er verlor nie die Fassung, wurde nie wütend. Als ich ihn darauf aufmerksam machte, erwiderte er, dass er aus einer Familie stammte, die es »mit Wut nie so hatte«. Seine Eltern seien »nie wütend« auf ihn gewesen.

In Matts Elternhaus bedeuteten Hassgefühle, dass man die Kontrolle über den eigenen Körper verloren hatte. Wenn Matt einmal wütend wurde, reagierten die Eltern erschreckt und voller Sorge. »Meine Mum benahm sich, als sei ich furchtbar, defekt, oder als hätte sie als Mutter versagt. Die Atmosphäre war schrecklich.« Statt zu lernen, wie man hasst, lernte Matt, überhaupt nicht zu hassen.

Psychoanalytische Forschung lehrt uns, wie lebenswichtig es ist, dass unsere Kinder lernen, Hass und Liebe auszudrücken. Eltern und Kind müssen auch in der Lage sein, sich angemessen hassen zu können. Wie der Kinderarzt und Psychoanalytiker Donald Winnicott verdeutlichte: »Darf ich sagen, dass ein Kind nur dann zu sich selbst finden kann, wenn es lernt, sich zu widersetzen – ja, mitunter sogar zu hassen? Und wer, wenn nicht die eigenen Eltern, könnten diese Rolle übernehmen, ohne dass Gefahr bestünde, dass die Beziehung vollständig zerbricht?«

In einem anderen Essay schrieb Winnicott: »Ohne eine Bezugsperson, die es sowohl lieben wie auch hassen darf, vermag ein Kind unmöglich zu begreifen, dass sich Liebe und Hass auf dieselbe Person richten können. So entwickelt es kein Schuldempfinden und auch kein Verlangen nach Wiedergutmachung. Ohne ein überschaubares, ihm vertrautes, menschlich und räumlich begrenztes Umfeld kann es nicht lernen, dass seine aggressiven Impulse in der Realität keine zerstörerische Wirkung haben – und folglich lernt es auch nicht, zwischen Phantasie und Wirklichkeit zu unterscheiden. Wird ein Kind nicht abgelehnt oder zurückgewiesen, sobald es sozial unerwünschtes Verhalten an den Tag legt, erscheint ihm auch die Zuwendung, die es bei positivem Verhalten erhält, unglaubwürdig. Offenbar kann ein Kind erst an die Liebe glauben, wenn es zuvor erfahren hat, wie es ist, abgelehnt oder gehasst zu werden.«

Nach mehr als zwei Jahren Analyse schickte Matt mir eines Tages eine E-Mail, die erste, die er mir überhaupt je geschrieben hatte. Nachdem er sich über etwas beklagt hatte, dass ich während unserer Sitzung an diesem Tag gesagt hatte, schloss er mit den Worten:

> *»Sie mögen mich nicht. Ich mag Sie nicht. Ihr psychoanalytisches Schweigen sorgt dafür, dass ich mich dumm fühle. Immer wenn ich versuche, direkt mit Ihnen zu sprechen, antworten Sie nicht; oder Ihre Antwort ist komplett unbefriedigend. Sie sorgen dafür, dass ich mir dumm vorkomme, oberflächlich, abstoßend, alles anderes als liebenswert. Schon gut, ich verstehe. Ich bin*

nicht Ihre Sorte Patient. Sie wollen mich nicht. Sie wollen jemand cleveren, attraktiveren. Jemima wäre eher Ihr Typ. Sie verstehen mich nicht. Sie hassen mich. Ich hasse Sie. Ich bin ein Idiot, weil ich Sie weiterhin aufsuche, aber das werde ich. Bin ich eben der Idiot.«

Zu Beginn unserer nächsten Sitzung entschuldigte sich Matt für seine Mail. Er hatte sie versehentlich abgeschickt. Manchmal, erklärte er, schreibe er eine Mail, nur um sie dann zu löschen.

Ich sagte, es freue mich, dass er sie abgeschickt hatte. »Sie haben mir geschrieben, was Sie fühlen«, sagte ich. »Es muss ziemlich anstrengend sein, die ganze Zeit nett zu tun.«

Matt lachte. »Ja, das ist es.«

2

Abigail B. war nicht geplant. Kurz nach ihrer Geburt sagte ihr Vater zur Mutter: »Du hast sie gewollt, jetzt kümmere dich um sie.« Abigail hatte drei Schwestern – zehn, acht und sechs Jahre älter –, und die hatten ihr das erzählt, womit sich allerdings nur bestätigte, was sie schon wusste. Sie hatte immer gespürt, dass ihr Vater wütend auf sie war. Zu ihren Schwestern war er liebevoll, nie aber zu ihr.

Abigail war klug. Sie ging aufs Gymnasium von Newcastle und studierte anschließend Altphilologie in Cambridge. Mit zweiundzwanzig erhielt sie ein Fulbright-

Stipendium für ein Doktorandenstudium an der University of Chicago. Nach sechs Jahren Aufbaustudium und Lehrtätigkeit als Postdoc, kehrte Abigail nach England zurück, um eine Stelle als Universitätsdozentin anzunehmen. Es war ein Anfang, eine erste Stelle auf der untersten Stufe ihrer akademischen Laufbahn.

Kurz nach Antritt ihrer neuen Stelle erlitt Abigail einen Nervenzusammenbruch. Als ihre Psychiaterin sie an mich überwies, war sie wegen Depressionen von aller Lehrtätigkeit freigestellt. Abigail wollte ihre Stelle ganz aufgeben. Nach einem halben Dutzend Sitzungen gestand sie mir sogar, dass sie vorhatte, völlig ohne reguläre Arbeit zu leben. Als ich sie fragte, wie sie dann für ihren Unterhalt aufkommen wolle, lachte sie und erzählte, während ihres Doktorandenstudiums in Chicago sei sie Sexarbeiterin gewesen. (Ihre erste Psychotherapeutin in London hatte ihr nicht geglaubt. »Es kommt Ihnen nur so vor, als wären Sie eine Prostituierte gewesen«, machte Abigail sie nach.)

Mit fünfzehn, erzählte Abigail, habe sie sich in Jungs verliebt. Es gefiel ihr, wie sie zusammen abhingen, und sie mochte ihre Ruhelosigkeit, ihr Draufgängertum. An der Uni hatte sie mehrere Freunde, doch als sie Cambridge verließ, um in Chicago ihren Doktor zu machen, fühlte sie sich isoliert, einsam. Außerdem hatte sie Geldsorgen, wollte ihren Vater aber nicht um Hilfe bitten. Während des ersten Semesters freundete Abigail sich mit einer Doktorandin an, die sich zusätzliches Geld damit verdiente, in der City in einem Club namens The Candy Store zu tanzen. Der Laden diente als Fassade für ein Bordell. Nachdem Abigail mehrere Monate in einer Kabine nackt hinter Glas getanzt hatte, begann sie, im Bordell zu arbeiten.

»Männer kamen zum Empfang«, sagte Abigail. »Meist waren sie aus dem Finanzdistrikt, Collegeabsolventen. Wir stellten uns in einer Reihe auf, und der Kunde traf seine Wahl.« Sie fuhr fort: »Ich war nicht die schönste, auch nicht die mit dem größten Sexappeal, aber ich war die, für die sich die meisten Männer entschieden.« Und weiter: »Männer wählten mich, weil ich aussah wie das, was ich war: eine Studentin. Jung. Britisch. Ich war blond, gesund, hatte noch ein bisschen Babyspeck. Ich trage kaum Make-up, habe keine Tattoos, halte nichts von Dessous oder hochhakigen Schuhen. Ich trug nur ein weißes T-Shirt und eine weiße Hose, sah also aus wie jemand, mit dem sie sich ein Date vorstellen konnten.«

Schon bald hatte Abigail Stammkunden. »Ich gab hundert Prozent«, sagte sie. Kunden verliebten sich in sie. Sie verdiente ordentlich. »Zu sehen, wie die Geldscheine sich geradezu stapelten, war so befriedigend. Zum ersten Mal in meinem Leben verdiente ich weit mehr, als ich ausgab.« Aber bei dem Job ging es ihr nicht nur darum. Abigail erteilte dem Sohn einer Arbeitskollegin Nachhilfe; und als der vierjährige Sohn einer anderen Kollegin unerwartet an einem angeborenen Herzfehler starb, kümmerte sie sich um ihre Kollegin und half, für die Beerdigung ihres Kindes aufzukommen. Abigail fühlte sich anerkannt und geschätzt.

Nachdem Abigail ihren PhD gemacht hatte, riet ihr Doktorvater, sie solle sich auf eine neu ausgeschriebene Dozentur in London bewerben. Soweit ich nachvollziehen konnte, hatte sie nie darüber nachgedacht, wie sie sich ohne jene Gemeinschaft fühlen würde, die sie sich in Chicago geschaffen hatte. Sie stürzte sich in ihre neue Arbeit, verlor aber nach wenigen Monaten jeden Appetit und bekam Schlafprobleme. Nach einer Panikattacke suchte sie ihre Ärztin auf, die ihr Antidepressiva verschrieb und sie an einen Psychiater verwies. Aufgrund ihrer Anorexie und ihrer Selbstmordgedanken änderte er ihre Medikation und bat mich, sie als Patientin aufzunehmen. Ihre Gefühlslage hatte sich bald gefestigt.

Nach mehreren Monaten Psychoanalyse begann Abigail eine Sitzung damit, mir die griechische Etymologie des Wortes *antidote* zu erzählen: ein Gegenmittel für ein Gift. Dann sagte sie: »Sexarbeit war ein Gegenmittel gegen meinen Vater.« Jedes Mal, wenn sich ein Kunde für sie entschied, fühlte Abigail sich »besonders«. Wenn sie ihm einen Orgasmus verschaffte, hatte sie sich »um ihn gekümmert«, ihn »beruhigt«, ihn »glücklich gemacht«; und wenn er Stammkunde wurde, hatte sie ihn »für mich gewonnen«. Das waren genau die Gefühle, die sie so gern mit ihrem Vater gehabt hätte. »Sexarbeit hat mich von meinem Vater geheilt.«

Sexarbeit, sagte ich, hatte sie nicht von ihrem Vater geheilt. Er sei immer noch in ihrem Kopf präsent. Über ihn haben wir mehr als über irgendwen sonst geredet. Da ihr Vater sie nicht liebte, hasste sie ihn. Ihre Sexarbeit ließe sich auch als fortwährendes, gegen ihren Vater gerichtetes Rachedrama verstehen. Abigail erinnerte sich daraufhin, wie sie sich manchmal, wenn sie mit einem Kunden zusammen war, bei dem Gedanken ertappt hatte: »Ich werde das jetzt durchziehen, und du kannst mich nicht davon abhalten.« Damals hielt sie es für bloßes ›Gedankengeschwätz‹, jetzt aber wurde ihr klar, dass sie vermutlich mit ihrem Vater geredet hatte. Nach einer Weile fügte sie hinzu: »In meinem Kopf rede ich ständig mit ihm.«

Sie stieß einen langen Seufzer aus. »Keine Ahnung, wie wir das je ändern könnten«, sagte sie.

»Indem wir tun, was wir gerade getan haben«, sagte ich.

»Und das wäre?«

»Wir erkennen das Problem. Nehmen es ernst.«

»Und dann?«

»Dann reden wir darüber.«

3

Mary C. war vier Jahre alt, als ihre schwangere Mutter unerwartet starb. Zwei Jahre später starb ihr Vater an einem Herzinfarkt. Mary wurde von Dublin in ein Dorf in County Sligo geschickt, um dort bei den streng katholischen Eltern ihrer Mutter zu leben. Sie besuchte die katholische Grundschule und ging regelmäßig zur Messe.

Solange Mary denken konnte, wollte sie in einer Frauengemeinschaft leben. Mit neunzehn machte ein kürzlich zum Priester geweihter Vetter sie mit einem Nonnenkloster in London bekannt. Nach einem einwöchigen Retreat sagte sie der Mutter Oberin, dass sie beitreten wolle. Die Oberin riet ihr, noch ein bisschen zu warten. Mit einundzwanzig wurde Mary Postulantin, später Nonne.

Mit einundfünfzig kamen Schwester Mary Zweifel an ihrer ursprünglichen Entscheidung, »fern von der Welt leben zu wollen«. Sie bekam Depressionen. Auf Anraten des Klosterarztes begann sie mit einer Psychoanalyse, viermal die Woche. Meine Rechnungen wurden jeden

Monat mit einem Scheck beglichen, den die Oberin unterzeichnet hatte.

Schwester Mary fiel es nicht leicht, mit mir über Sex zu reden. Sie hatte eine langjährige Beziehung mit einer Nonne – »Ich sage ihr, was sie machen soll«. Bei einer anderen Gelegenheit erzählte sie, ihr Orden gestatte das Reden nur zu bestimmten Tageszeiten und dass es verboten sei, die Gesellschaft einer Nonne der einer anderen vorzuziehen. Folglich musste sie regelmäßig beichten, das Schweigegelübde gebrochen und eine ›besondere Freundin‹ zu haben.

Nach zwei Jahren Psychoanalyse verließ Schwester Mary das Kloster. Sie schloss sich einer Gruppe an, die ehemalige Nonnen dabei unterstützte, wieder Fuß in einer säkularen Welt zu fassen. In dieser Gruppe lernte sie Patrick kennen, einen ehemaligen Priester, und begann, mit ihm auszugehen.

Zwei Monate vor der Hochzeit stritten sich Mary und Patrick wegen Sex. Mary erzählte, sie liebe die Intensität ihrer lustvollen sexuellen Beziehung, zögere den Beginn von penetrativem Sex aber immer noch hinaus. Nun habe sie sich zwar zu Geschlechtsverkehr in der Hochzeitsnacht bereiterklärt, fürchte aber, ihr Versprechen nicht halten zu können, wenn der Zeitpunkt gekommen sei. »Es liegt nicht am Sex. Ich habe immer noch Angst, ich könnte schwanger werden.«

Kurz nach Beginn ihrer Psychoanalyse hatten wir herausgefunden, dass Schwester Mary eine geradezu psychotische Angst davor hatte, schwanger zu werden. »Können Sie sich das vorstellen? Einen Körper im eigenen Körper?«, fragte sie. »Er könnte mich zerreißen.«

In den frühen Monaten unserer gemeinsamen Arbeit konnten wir einige Ursprünge ihrer Phobie festmachen. Da war zuallererst natürlich das Trauma des plötzlichen Todes ihrer schwangeren Mutter. Weitere Ereignisse ihrer Kindheit scheinen jedoch zu ihrer Angst beigetragen zu haben. Sie war elf Jahre alt, als man ihr in der Religionsstunde einen drastischen Dokumentarfilm über ›das Wunder der Geburt‹ zeigte, woraufhin Mary ohnmächtig wurde. Ihr kam eine weitere Erinnerung: Sie war dreizehn, als Niamh, ihre beste Freundin, auf dem Radweg nach Hause von einem betrunkenen Autofahrer getötet wurde. Mary beschrieb Niamhs Beerdigung und wie deren Mutter immerzu den Namen der Tochter gerufen hatte. »Sie konnte nicht aufhören zu schreien. Sie hatte vollständig die Kontrolle über sich verloren.« Von diesem Moment an war Mary klar, sie wolle niemals Mutter werden – sie hatte ungeheure Angst vor Geburt und Tod ihres noch ungeborenen Kindes und war fest davon überzeugt, dass es sie umbringen würde, ein Baby zu bekommen.

Nach und nach festigte sich unsere Auffassung, dass Mary Nonne geworden war, um eine Schwangerschaft zu vermeiden – doch jetzt, seit der Menopause – hatte sich etwas in ihr geändert. Sie war bereit, das Kloster zu verlassen und wieder Teil der Welt zu werden.

In den Wochen vor ihrer Hochzeit redeten wir über die Rückkehr ihrer Furcht vor einer Schwangerschaft, nach und nach aber verschwand die Angst vor Geschlechtsverkehr. Als Mary mir später von ihrer Hochzeitsnacht erzählte, sagte sie, es »war wie eine Heilung. Danach fühlte ich mich geerdet und zugleich erhaben.«

4

Was lernt man als kleines Kind, verletzlich und voller Bedürfnisse, über Intimität?

Mary lernte, dass Sex zu Schwangerschaft führt, und die kann tödlich sein. Erst nach Einsetzen der Menopause und drei Jahren Psychoanalyse fühlte sie sich sicher genug, das Kloster verlassen und Geschlechtsverkehr mit einem Mann haben zu können. Mit anderen Worten: Die Furcht vor der Schwangerschaft bestimmte ihr Sexualleben.

Abigail fand sich mit der Tatsache ab, ungeliebt zu sein, eine schmerzhafte Wahrheit, die Tag für Tag davon bestätigt wurde, wie sich ihr Vater ihr gegenüber verhielt. Die Sehnsucht nach diesem Abstand haltenden Vater und ihre Hassgefühle hatte Abigail so tief vergraben, dass sie glaubte, sie losgeworden zu sein, dabei hatten sich diese unaufspürbaren Gefühle vereint und waren zu einer mächtigen unsichtbaren Kraft geworden, die ihr Sexualleben bestimmte.

Wie wir denken, bestimmt, wer wir sind. Jahre später – nachdem Abigail geheiratet hatte, Mutter und eine recht erfolgreiche Akademikerin geworden war, erzählte sie, der Moment, in dem sie begriffen hatte, dass sie im Kopf ständig mit ihrem Vater redete, sei ein Wendepunkt gewesen. Sie begann über ihn und sich anders zu denken. »Und während er an Größe verlor, gewann ich in meinem Kopf mehr Platz für mein eigenes Leben.«

Matt lernte, dass Hass alles ruiniert. Sein Sexualleben war eine Lösung für das Problem, dass ihm die Freiheit fehlte, geliebte Personen auch hassen zu können. Weil er immer ›nett‹ sein wollte, war er ständig in Bewegung – ein Hin und Her zwischen Jemima und diversen Sexualpartnern. Diese Aktivität minimierte das Risiko, Hass für sie zu empfinden. (Eine Affäre, Masturbation, Prostitution – all das kann dazu verwendet werden, Aspekte seiner selbst vor Partner oder Partnerin geheim zu halten.) Matt hatte sein Leben so organisiert, dass er jegliche Animosität abspalten und von denen, die er liebte, fernhalten konnte. Die Arbeit als politischer Berater erlaubte es ihm, seine politischen Gegner auf Distanz zu hassen. Und weil er seinen Hass nicht ausdrücken konnte, fühlten sich seine engsten Beziehungen künstlich und flach an – ›unwirklich‹, um es mit seinem Wort zu sagen.

Diese Patienten kamen in unterschiedlichen Stadien der Verzweiflung zu mir. Auch Liebe kann bewirken, dass wir uns verletzlich und hilflos fühlen. Und vielleicht sind wir erst in dieser Verfassung – wenn wir uns unsicher sind, wenn wir nicht wissen wohin – ausreichend motiviert, uns selbst besser kennenlernen zu wollen.

Wir können unsere sexuelle Identität nur verstehen, wenn wir zu uns selbst reisen. Diese Reise in unser Inneres führt uns vor und zurück durch die Zeit. Denn während wir uns erinnern, entdecken wir etwas Neues. Und während wir etwas entdecken, erinnern wir uns. Kenntnis über unser Herz kommt nur vom Herzen. Das ist kein Wissen, das man geschenkt bekommt. Wir finden es nur am Ende einer Reise, die niemand anderes für uns unternehmen kann.

5. Verbindungen

1

Kennengelernt habe ich Susan Wolff und Cora Siskin im Juli 1990, als ich zum ersten Mal an einer alle zwei Jahre stattfindenden Konferenz amerikanischer und europäischer Psychoanalytiker teilnahm. Auf vier Treffen – Cork (1990), Kopenhagen (1992), Antibes (1994) und Glasgow (1996) – und über sechs Jahre habe ich die Wolffs, also Susan und ihren Mann Paul, sowie die Siskins, Cora und ihren Mann Martin, immer besser kennengelernt. Ich war Anfang vierzig und unverheiratet. Ich bin allein zu all diesen Konferenzen gefahren.

In Cork ist mir Susan zum ersten Mal aufgefallen. Wir saßen im selben klinischen Seminar. Mit ihrem offenen Haar, lange, dunkle Locken, dazu kein oder nur wenig Make-up, erinnerte sie mich an meine Studentenzeit in Berkeley. Mir gefiel das Amerikanische an ihr: Sie berührte ihr Gegenüber beim Reden und lächelte, wenn sie das Hotelpersonal begrüßte.

Jedes Seminar dieser Konferenz war für acht Teilnehmer – vier Psychoanalytiker aus Amerika, vier aus Europa. Wir repräsentierten verschiedene psychoanalytische Gesellschaften und unterschiedliche klinische Traditionen.

Ziel war es, dass wir lernten, wie der andere arbeitete. Das Prozedere war simpel: Jeder Teilnehmer stellte die Arbeit an einer anonymisierten, laufenden Analyse vor – erzählte die Lebensgeschichte des Patienten, gab eine kurze Beschreibung der Analyse und las dann den Bericht einer kürzlich stattgefundenen Sitzung vor, über den die Gruppe debattierte. Ein auf diese Weise verlangsamter klinischer Prozess verdeutlicht die inneren Mechanismen – die Beziehung zwischen Theorie und Praxis des Analytikers.

Da ihr Flug Verspätung hatte, verpasste Cora die erste Präsentation. Als sie sich nach dem Mittagessen der Gruppe anschloss, trug sie ein dunkelblaues Kostüm, das blonde Haar zu einem straffen Knoten zurückgebunden. Ihre Reserviertheit ließ sie ein wenig altmodisch wirken, weshalb ihre klinische Präsentation eine umso größere Überraschung war.

Für ihren Vortrag nahm Cora im Rednersessel Platz. Sie verteilte eine Kopie der Sitzung, die sie vorstellen wollte, legte ihre eigene Kopie beiseite, lehnte sich vor und begann zu reden. Sie beschrieb ihre Arbeit mit einem Mann um die dreißig, den sie John Smith nannte. Der Patient war erfolgreich, intelligent und zuvorkommend, aber unfähig, irgendwelche ernsthaften Bindungen einzugehen, auch wenn ihm das selbst kaum bewusst war. Er ließ sich von Frau zu Frau treiben. Er wirkte gelassen und vernünftig, doch wurde diese Pseudo-Maturität nur auf Kosten aller realen emotionalen Kontakte zu sich selbst und zu anderen erreicht. Cora hatte das Gefühl, er sei ›unbewohnt‹. Sie war sehr wortgewandt.

Während der Sitzung, aus deren Verlauf sie uns vorlas, erzählte Mr Smith auf gewohnt sachliche Art davon, wie seine Freundin mit ihm Schluss gemacht hatte. Cora hörte schweigend zu. Als er schließlich schwieg, sagte sie: »Und was glauben Sie, wann ich John kennenlernen kann?« Das verwirrte ihren Patienten. Sie beließ es eine Weile dabei. Dann sagte sie: »Sie reden mit mir, als wären wir Kollegen – zwei Psychoanalytiker, die sich über einen Patienten unterhalten – jemanden namens John Smith. Damit ich ihm helfen kann«, fuhr sie fort, »muss er aber in diesen Raum kommen und mir seine Sorgen anvertrauen.« Nach einer längeren Pause fügte sie dann hinzu: »Wir reden *über* John, aber ich muss *mit* ihm reden.« Ihre Worte hatten auf den Patienten eine geradezu elektrisierende Wirkung.

Während der anschließenden Diskussion begann sich eine Allianz zwischen Susan, Cora und mir zu bilden. Der überwiegende Teil der Gruppe vertiefte sich in ein Gespräch über Mr Smiths Diagnose. War er ein Autist? Ein Hysteriker? Wir drei aber interessierten uns mehr für die Atmosphäre während der Sitzung: wie John Smith seine Distanz wahrte und warum. Susan wies darauf hin, dass es Patienten unterschiedlichster Psychopathologie gab, die eines gemeinsam hatten: Sie führten eine Art Schauspiel auf, in dem sie die Rolle eines Patienten verkörperten. Wie aber, fragte sie, will man einen Patienten erreichen, der sich selbst nicht in die Analyse einbringt?

Am Abend trafen wir uns alle in dem kleinen Hotelrestaurant. Ich lernte Paul kennen, Susans Mann, einen Food-Journalisten und Kochbuchautor. Wenn ich mich richtig erinnere, trug er einen schwarzen Rollkragenpulli zu einer khakifarbenen Hose mit Bundfalten. Er war korpulent, offen und direkt, ein waschechter New Yorker. Er erzählte mir von seinen drei Kindern im Teenageralter und dem immerwährenden Kampf gegen sein Übergewicht. Er gefiel mir auf Anhieb.

Martin, Coras Mann, war auch da. Er war selbst gleichfalls Psychoanalytiker und unterrichtete an der New Yorker University, Fachbereich Psychiatrie, nahm aber nicht an der Konferenz teil. Als ich ihn fragte, wie er seine Tage verbringe, erwiderte er, dass er nicht viel tue – lesen, an der Südküste wandern; er hätte für einen Tag sogar einen Angelführer zum Fliegenfischen auf dem Lee engagiert. Martin schien ein liebenswerter Mann zu sein, der sich bestimmt aber auch nichts gefallen ließ. Ich vermutete, dass er ein erstklassiger Psychoanalytiker war.

Die Wolffs und die Siskins waren aus New York. Susan und ihr Mann hatten sich vor kurzem in Brooklyn ein Stadthaus gekauft. Cora und ihr Mann wohnten mit ihren beiden Töchtern im Teenageralter auf der Upper West Side. Susan und Cora hatten viel gemeinsam, absolvierten ihre Ausbildung aber an verschiedenen Instituten, waren auch Mitglieder verschiedener psychoanalytischer Vereinigungen, hatten sich zuvor nie getroffen und hatten beide ihren ganz eigenen Stil.

Vor dem Abendessen war Susan an der Küste spazieren gewesen und kam mit einer leichten, regenfesten Jacke ins Restaurant, dazu alte, aber gepflegte Lederwanderschuhe. Sie trug eine Leinentasche und verbreitete eine entspannte, irgendwie freigeistige Aura. Als Cora zum Essen kam, trug sie ein schwarzes Kostüm mit weißer Bluse, dazu eine schwarze Handtasche. Ihre manikürten Fingernägel waren dunkelrot. Auch wenn sie herzlich und liebenswürdig wirkte, sah sie doch aus, als käme sie gerade von einem Geschäftstreffen, was aber nicht der Fall sein konnte.

Die Wolffs und die Siskins waren angenehme Menschen. Ich lebte seit über einem Jahrzehnt in England und vermisste die Vereinigten Staaten. Wenn ich heute zurückblicke, wird mir klar, dass ich mich zu jedem von ihnen persönlich hingezogen fühlte, aber auch zu dem Amerikanischen, das sie ausstrahlten – ihr Selbstbewusstsein, ihre Lebensfreude und der Glaube an das Streben nach Glück.

Die Teilnehmer von Cork wurden 1992 zur nächsten amerikanisch-europäischen Konferenz nach Kopenhagen wieder eingeladen. Erneut umfasste jedes Seminar acht Teilnehmer – vier Analytiker aus Amerika, vier aus Europa. Im Einklang mit dem Ziel der Konferenz –, um zu lernen, wie Analytiker aus anderen Traditionen arbeiteten, wurden Susan, Cora und ich verschiedenen Seminaren zugeteilt. Wann immer möglich – in den Kaffeepausen, zu den Mahlzeiten – fanden wir zusammen. Nach den Veranstaltungen unternahmen wir oft etwas gemeinsam. Ich kann mich nicht mehr daran erinnern, worüber wir geredet haben. Ich weiß nur, dass wir so viel Zeit wie nur möglich miteinander verbrachten.

Zwei Jahre später, bei einer Konferenz in Antibes, begegnete ich am ersten Tag Susan in der Hotellobby, am Abend vor ihrer klinischen Präsentation. Sie sorge sich, sagte sie, dass ihre Präsentation nicht sonderlich gut sei. Ob wir sie zusammen durchgehen könnten?

Ihre Patientin war schwierig – eine depressive, selbstdestruktive Frau, dreiundzwanzig Jahre alt, die eng mit ihrer Mutter verstrickt war. Sie schien es darauf anzulegen, dass die Analyse scheiterte, und ihre Mutter wollte das auch. Susan erklärte ihrer Patientin daher behutsam, dass sie die Analyse womöglich scheitern lassen wolle, um sich selbst und ihrer Mutter zu beweisen, dass ihre Mutter die einzige Person sei, die ihr helfen könne. Die Patientin begann zu weinen, was Susan eine Möglichkeit bot, mit ihr über die mit dem Aufwachsen verbundene Trauer zu reden.

Susans klinische Arbeit war ausgezeichnet, was ich ihr auch sagte. Wieder begann sie mir zu erklären, dass sie von sich selbst enttäuscht sei. Dann unterbrach sie sich. Sie war selbst darauf aufmerksam geworden, dass ihre Versagensangst mit ihrer Patientin zusammenhängen könnte. »Sie ist eine Perfektionistin«, sagte Susan, »vielleicht will sie sehen, wie ich reagiere, wenn die Dinge schieflaufen.« Ihre Einsicht beeindruckte mich. Während sie sich einen Gedanken notierte, fuhr sie fort: »Ich muss daran denken zu betonen, dass mein Versagen wertvoll sein könnte. Vielleicht hilft es einem zu sehen, wie die Analytikerin ihre Grenzen akzeptiert und sich ihr Versagen eingesteht.« Susan umarmte mich.

Wir trafen die anderen in einer Bar gegenüber vom Konferenzhotel. Paul erzählte den Siskins von seiner Schwester. Sie hatte an Zerebralparese gelitten und war mit elf Jahren gestorben. Er beschrieb die positive Wirkung ihres Lebens und seine anhaltende Liebe zu ihr. An jenem Abend redeten wir alle über unsere Kindheit, unsere Eltern, unser Leben. Ich erzählte von der Frau, von der ich mich kürzlich getrennt hatte. Cora fragte mich, was für eine Frau ich suche. »Eine, die sich bei der Scheidung gut verhält«, erwiderte ich.

Alle lachten. Ich sagte, ich mache keine Witze. »Ich suche jemanden, der in der schlimmsten aller nur denkbaren Situationen der bestmögliche Mensch ist: unvoreingenommen und freundlich.« Ein so lockeres Gespräch darüber hätte ich mir mit meinen englischen Kollegen nicht vorstellen können.

Die Wolffs und die Siskins waren etwa zehn Jahre älter als ich. Ich sah zu ihnen auf. Und in gewisser Weise war ich in beide Paare verliebt. Ich bewunderte diese Ehen. Ich hoffte, so eine auch einmal führen zu können.

An unserem letzten Abend ließen wir die Konferenzveranstaltung ausfallen und spazierten stattdessen durch die Altstadt, bis wir schließlich in einem winzigen Hotelrestaurant landeten, das Paul entdeckt hatte. Nach dem Essen traten wir mit unserem Drink nach draußen und unterhielten uns weiter. Irgendwann, lange nach Mitternacht, ging ich zurück ins mittlerweile fast leere Lokal und fragte den Kellner, ob er uns ein Taxi bestellen könne. Ich wartete, während er telefonierte. Durch die hohe, offene Tür drangen vom hinteren Ende des Gartens Susans, Coras und Martins Stimmen herüber, die über etwas lachten, das Paul gesagt hatte. Ich weiß noch, dass ich mich leicht beschwipst fühlte, froh und glücklich, sie zu kennen.

All das geschah mehrere Jahre, bevor E-Mails als Kommunikationsmöglichkeit aufkamen. Wir telefonierten oder schrieben nur selten, trafen uns nicht zwischen den Konferenzen, und doch fühlten wir uns nach sechs Jahren miteinander vertraut. Wir fünf waren Freunde geworden.

2

Und dann kam die Konferenz in Glasgow.

Am ersten Morgen der Konferenz, einem Samstag, traf ich Susan in der Hotellobby, wie sie sich über den Sitzplan für das ›Galadinner‹ am Abend beugte. Sie blickte auf und entdeckte Martin. »Warum sitzen wir denn nicht zusammen?«, fragte sie.

Martin sah sie ausdruckslos an. »Wenn du das wirklich wissen willst, solltest du deinen Mann fragen.«

Auf der Suche nach Paul ging Susan auf ihr Hotelzimmer. Paul gestand ihr, dass er seit zwei Jahren – seit der letzten Konferenz in Antibes – eine Affäre mit Cora hatte.

Susan stürmte nach draußen. Sie lief zu Coras und Martins Zimmer. Cora war allein. Stimmen wurden laut. Susan sagte Cora, sie müssten reden. Sie trafen sich zwei Stunden später in einem wenige Straßen vom Hotel entfernten Café.

An diesem Abend nahmen weder Martin noch die Wolffs am Galadinner teil, Cora aber sehr wohl – sie sagte, sie hätte aus ihrem Zimmer rausgemusst und wolle reden. Sie habe nicht gewollt, dass Susan es auf dieser Reise herausfand und schon gar nicht auf diese Art. Wie Martin es herausgefunden hatte, verriet sie mir nicht, und ich zögerte, sie danach zu fragen. Während unseres Gesprächs ging Cora immer und immer wieder den Streit mit Susan durch, erzählte mir haarklein, was sie zueinander gesagt hatten. Am nächsten Morgen, also am Sonntag, erzählte Susan mir ihre Version. Sie war praktisch mit der von Cora identisch.

Und dann war die Konferenz vorbei. Am Sonntagabend nahm ich den Zug von Glasgow nach London. Während der sechs Stunden Fahrt starrte ich meist aus dem Fenster und ließ mir diese Gespräche wieder und wieder durch den Kopf gehen. Irgendwann nach Einbruch der Dunkelheit tat ich, was ich meist tue, wenn ich nicht weiterweiß. Ich nahm mein Notizbuch, schlug eine neue Seite auf und schrieb alles nieder.

3

Als Cora das Café betrat, saß Susan bereits am Tisch, im Gesicht eine Sonnenbrille und vor sich eine Tasse Kaffee.

(»Direkt aus Roland Barthes«, sagte Cora später. Als ich sie fragte, was sie damit meine, erinnerte sie mich an das Kapitel »Die dunklen Brillengläser« aus *Fragmente einer Sprache der Liebe*, in dem beschrieben wird, wie der verletzte Liebende versucht, beides zu sein, bemitleidens- und bewundernswert –, weshalb er eine dunkle Brille trägt, die vom rotäugigen Kummer ablenkt und zugleich darauf verweist.)

Susans Eröffnung überraschte Cora.

»Du unterrichtest kaum und hast nur wenig veröffentlicht. Ich dachte immer, deine Familie ist dir wichtig.«

Cora erwiderte nichts. Dann sagte sie: »Susan, du hast mich gebeten, hierherzukommen. Da bin ich.«

»Was ist nur los mit dir?«

»Mit mir ist alles in Ordnung.«

»Nein, ganz und gar nicht. Was ist es? Das Alter? Der Tod? Was macht dir solche Angst, dass du so destruktiv bist?«

Ruhig erwiderte Cora: »Ich weiß nicht, was – genau – du von mir willst.«

»Ich will, dass du aufhörst, mit meinen Mann zu schlafen.«

»Das wird nicht passieren.«

»*Was*?«

»Das wird nicht passieren. Ich mache das nicht, um dir weh zu tun. Ich mache das, weil ich mit Paul ein Leben aufbauen will.«

»Du willst? Hitler *wollte* Polen.«

»Hör auf!«

»Das genau solltest du tun – *aufhören*. Hör auf mit diesen roten Fingernägeln, diesen Designerkostümen – hör auf, mit meinem Mann zu schlafen und mach eine Paartherapie.«

»Ich bin hier, weil *du* gesagt hast, dass wir reden sollen.«

»Wir reden ja, nur hörst du nicht zu. Sperr deine Ohren auf.«

»Ich höre zu. Und ich habe dich gehört. Ich bedaure, dass du leidest, aber dagegen kann ich nichts tun.«

»Wirklich nicht?«

»Es ist *dein* Unglück – *dein* Leid – und *du* musst es verstehen, es durcharbeiten …«

»Und was ist mit den Kindern? Mit *ihrem* Leid?«

»Sie sind keine kleinen Kinder mehr. In einem Jahr wird Rachel studieren. Sicher, es wird ihr nicht gefallen, aber …«

»*Nicht gefallen*? Das ist eine Katastrophe für meine Kinder – und für deine.«

»Lass mich ausreden! Ja, es wird den Kindern nicht gefallen – ihnen allen nicht –, aber mit der Zeit lernen sie dadurch vielleicht etwas Wertvolles.«

»Was um alles in der Welt sollen meine Kinder durch deine erbärmliche Midlife-Crisis lernen? Verlieb dich nicht? Heirate nicht?«

»Finde heraus, was du willst. Und wenn du es gefunden hast, hol es dir.«

»Du klingst wie ein Kühlschrankmagnet. Meine Kinder wollen keine blöden Sprüche. Sie wollen, dass ihre Eltern zusammenbleiben.«

»Das Leben ist nicht zu Ende, nur weil wir Kinder haben.«

»Ehrlich gesagt, da täuschst du dich. Wenn man Kinder hat, dann macht man nicht mehr jeden Scheiß, der einem gerade durch den Kopf geht. Nimm dich selbst nicht so wichtig. Warum holt ihr euch nicht Hilfe? Du und Martin? Rettet eure Ehe – statt meine zu zerstören. Du bist eine Psychoanalytikerin, verdammt nochmal.«

»Das weiß ich.«

»Dann werde, verdammt nochmal, endlich erwachsen! Tut mir leid, dass du nie gelernt hast, worum es in der Psychoanalyse eigentlich geht, also sage ich es dir jetzt: Es geht darum zu heilen, zu reparieren. Mitleid zu haben. Für andere da zu sein. Grenzen zu respektieren. Die Realität zu sehen. Nicht darum, einer Freundin den Mann auszuspannen. Moralisch sein. Warum lachst du?«

»Ich weiß nicht – vielleicht über dich. Du klingst nicht wie eine Analytikerin, eher wie irgendein alter Rabbi. Deine Neunzehnte-Jahrhundert-Auffassung vom Erwachsenwerden – womit du mir eigentlich sagen willst, dass ich mich benehmen soll. Tut mir leid, das ist nicht meine Vorstellung von Psychoanalyse.«

»Aber ein verheiratetes Paar auseinanderbringen? Den Kindern den Daddy stehlen? Du bist die reinste Katastrophe. Wie kannst du nur vorgeben, irgendwem helfen zu wollen, wenn du so ein Leben führst. Was sagt Morrie denn dazu?«

»Wie bitte?«

»Hast du deine Analyse nicht wieder angefangen?«

»Ich brauche nicht zurück zu Morrie.«

»Ach Cora, es ist wirklich höchste Zeit, dass du zurück zu Morrie gehst.«

»Ich weiß, was er sagen würde.«

»Er würde sagen, führ dich nicht länger wie ein Flittchen auf und fang an, dich wie eine Psychoanalytikerin zu benehmen.«

»Nein, er würde sagen: ›Du willst den Menschen nicht weh tun, die du liebst, falls du ihnen aber doch weh tun musst, um du selbst zu werden, um das Leben zu finden, das du dir wünschst, und falls du bereit bist, die Konsequenz zu tragen – dann musst du genau das tun.‹«

»Kannst du nicht wenigstens einen Moment lang wie eine echte Psychoanalytikerin denken?«

»Genau das mache ich ja.«

»Nein, denn dann würdest du dir die Frage stellen, ob es dir letztlich vielleicht gar nicht um Paul geht, sondern darum, das Leben derer zu zerstören, die du liebst.«

»Ich mach das doch nicht, um deiner Familie zu schaden …«

»Und doch hast du *genau* das getan.«

»Mir tut es leid, dass ich deiner Familie solchen Schmerz

bereite. Und dir. Wirklich. Aber es ist keine Tragödie. Wir reden hier nicht von einer schrecklichen Biopsie. Niemand wird sterben. Wir werden es alle überstehen. Es ist nichts weiter als das Leben.«

»Es hat keinen Sinn mit dir zu reden.«

»Susan.«

»Du bist dir deiner selbst so sicher. Der Zukunft.«

»Natürlich weiß ich nicht, was die Zukunft bringt, nur dass ich eine Zukunft mit Paul will. Sie ergibt für mich einfach mehr Sinn – und für ihn auch.«

»Sag du mir nicht, was Paul will, du bist eine Soziopathin.«

»Du benimmst dich lächerlich.«

»Das hier führt doch nirgendwo hin.«

»Nun, ich denke schon. Immerhin reden wir jetzt über alles.«

»Fick dich doch.«

Susan schob sich vom Tisch fort.

»Geh nicht«, sagte Cora.

»Ich hasse dich. Martin hasst dich. Deine Töchter, meine Kinder – sie alle werden dich hassen. Und eines Tages wird auch Paul dich hassen, weil du sein Leben zerstört hast.«

Während Susan aufstand, redete sie weiter: »Kapier das endlich.«

Sie langte nach ihrer Leinentasch, griff nach ihrem Portemonnaie, knallte einen Fünfpfundschein auf den Tisch und ging.

4

Cora und ich gingen an jenem letzten Abend in Glasgow also allein zum Galadinner und setzten uns an einen leeren Tisch. Bei zähem Schweinebraten und Steckrübenpüree erzählte sie mir die Geschichte ihrer Affäre mit Paul.

»Als wir wieder in New York waren, habe ich ihn nach den Sommerferien angerufen, etwa einen Monat nach Antibes und ihn gefragt, ob er sich mit mir treffen wolle. Er hat ja gesagt.«

»Das war ein mutiger Schritt.«

»Während der Rückfahrt zum Hotel an unserem letzten Abend in Antibes hatten sich im Taxi unsere Beine berührt. Und er ist nicht von mir ab zur Seite gerückt. Als wir einander gute Nacht gewünscht haben, konnte ich spüren, dass ihm lieber gewesen wäre, ich würde bleiben.«

»Und dann?«

»Wir haben uns auf einen Kaffee getroffen. Er sagte, ihm gefiele, was ich anhabe. Und ich sagte, ich hätte mich für ihn schön gemacht. Wir verließen das Café, er nahm meine Hand, führte mich in eine Gasse, und wir haben uns geküsst. Das war's.«

Nachdem der Kellner unsere Weingläser aufgefüllt hatte, fuhr sie fort.

»Ich habe ihn dafür geliebt, dass er so ehrlich war – dass er mir nicht gesagt hat, er würde sich mit Susan nicht verstehen oder dass sie daran dächten, sich zu trennen, oder dass er sich einsam fühlte. Einmal habe ich ihn gefragt, ob sie unglücklich miteinander wären.«

»Und?«

»›Natürlich nicht‹, hat er geantwortet.«

Cora faltete ihre Serviette. »Ich gehöre nicht zu denen«, sagte sie, »die glauben, man könne nur einen Menschen lieben.«

Die zu verletzen, die sie liebe, insbesondere die Kinder, bedaure sie sehr, und manchmal fühle sie sich wie in zwei Hälften zerrissen. »Es wäre einfacher gewesen, nur eine Affäre zu haben, aber wir haben uns ineinander verliebt. Anders kann ich es nicht ausdrücken.«

Cora schwieg einen Moment, dann blickte sie auf. »Dir kann ich es ja sagen: Eine Intimität, wie ich sie mit Paul fühle, habe ich noch nie zuvor empfunden.«

»Es ist also der Sex«, stichelte ich.

»Ja, zum Teil.« Cora lachte.

»Ich habe mich immer für einen sexuellen Menschen gehalten, hatte aber nie ein besonders großartiges Sexleben, weshalb ich mir nie ganz sicher sein konnte«, sagte sie. »Bislang war Sex für mich immer ein Mittel zum Zweck: um einen Mann an mich zu binden. Um sich nach einem Streit zu versöhnen. Um eine Ehe am Laufen zu halten.«

Wieder lachte Cora. »Für die Psychoanalyse ist Sex eine Variable in der Paargleichung, eine Größe, die nachjustiert werden kann. Dabei ist er weit mehr. Guter Sex ist kein Trick, sondern Magie. Er ändert, wie du dich selbst fühlst, wie du die Welt siehst.

Sex mit Paul hat mich auf so vielen Ebenen verändert. Es ist mir nie leichtgefallen, ich selbst zu sein. Heute habe ich mehr Mut. Ich gehe anders auf Menschen zu, gehe Verbindungen ein. Ich fühle, dass ich mehr ich selbst bin. Und das mit sechsundfünfzig. Ein Wunder.«

»Klingt toll.«

Cora senkte den Blick. »Ich kann nicht einmal ansatzweise … das bringt mich zum Weinen. Ich kann nicht einmal ansatzweise beschreiben, wie es sich anfühlt, aber die Intensität der Verbindung mit Paul hat mich verändert.«

»Weine ruhig, das ist okay.«

»Geht schon«, sagte Cora. »Es ist kein trauriges Weinen. Ich weine vor Glück, vor Erleichterung – weil ich Paul gefunden habe, weil er mich gefunden hat. Er sieht mich, und ich sehe ihn.«

Mit der Serviette wischte sich Cora die Tränen ab. Wir beschlossen, vom Restaurant des Hotels in die Bar umzuziehen, setzten uns in eine stille Ecke und tranken Whisky, während Cora mir ausführlich von ihrem Treffen mit Susan im Café und ihrem Wortwechsel berichtete.

»Erinnerst du dich an Cork?«, fragte Cora.

»Sicher«, erwiderte ich. »Warum?«

»Erinnerst du dich an den Patienten, den ich vorgestellt habe – an Mr Smith?«

»Der, den du ›unbewohnt‹ genannt hast.«

»Damit meinte ich mich«, fuhr sie fort. »Ich will damit sagen, dass ich den Patienten verstand, weil ich ihm so ähnlich war. Genau wie Martin. Es lag an der Ehe, die wir für uns aufgebaut hatten. Es gab jede Menge Ordnung, Harmonie, schöne Essen und Familienfeiern – Champagner und Glück. Aber wir haben beide viel von uns außerhalb unserer Ehe gelassen. Wir waren nie vollständig miteinander verbunden. Wir haben es versucht – wirklich –, aber wir konnten es einfach nicht ändern.«

Am nächsten Tag, einem Sonntagmorgen, rief Susan mich um halb neun auf meinem Zimmer an. Sie fragte, ob ich mir mit ihr die Burrell Collection ansehen wolle. Wir sind dann allerdings gar nicht ins Museum gegangen, wir blieben draußen sitzen, tranken Eistee und redeten – sie sorgte sich um die Kinder, war wütend auf Paul und trauerte um ihre verlorene Zukunft.

Nachdem sie den Fünfpfundschein auf den Tisch geknallt hatte, war sie zurück ins Konferenzzentrum gegangen, um mit Paul zu reden. Er sagte, dass er sich nicht trennen wolle, seine Beziehung zu Cora aber auch nicht aufgeben werde. Sie schrien sich an. Er weinte. Sie weinte. Irgendwann nach Mitternacht ging er zu Bett. Susan war zum Schlafen zu aufgewühlt. »Sterben«, habe ich gedacht, »kann auch nicht schlimmer sein.«

Susan fiel ein, dass es noch früh genug war, um in New York anzurufen. Sie telefonierte mit ihrer besten Freundin, dann mit ihrem alten Psychoanalytiker. Nichts von dem, was sie sagten, konnte ihren Schmerz lindern. Wie denn auch? »Und doch«, erzählte Susan, »gab es da einen Moment – die Sonne war schon aufgegangen –, in dem ich aufhörte, mir alles wieder und wieder durch den Kopf gehen zu lassen. Für ein, zwei Minuten fühlte ich mich ruhig, erleichtert.«

»Weil du endlich die Wahrheit kanntest?«, fragte ich.

»Nicht nur das«, sagte sie. »Ich dachte – die also werde ich sein: die Frau, die verlassen wurde, eine alleinerziehende Mom, eine Analytikerin. Okay, das kann ich. Das schaffe ich.«

Einige Minuten blieben wir stumm. Dann fragte Susan mich, woran ich denke.

Ich sagte, mir sei etwas eingefallen, das sie mal gesagt hatte – war das in Kopenhagen gewesen? Wir hatten über die Ehe geredet. Nichts habe sie, so hatte sie gesagt, auf die Kraft ihrer Gefühle vorbereitet. »Weißt du, wir bringen unseren Studenten bei, dass es da, wo Liebe ist, immer auch Hass gibt. Und manchmal habe ich Paul dermaßen gehasst, etwa beim Geschirrspülen, dass ich, wenn ich mich umgedreht und ihn gesehen habe, ehrlich erstaunt war, dass er sich nicht in Luft aufgelöst hatte.« Damals hatten wir darüber gelacht.

»Ich erinnere mich«, sagte sie, lächelte, und dann füllten sich ihre Augen mit Tränen.

5

Ein Jahr später war ich wieder in Glasgow, diesmal, um am Fachbereich Sozialarbeit der University of Strathclyde einen Vortrag zu halten. Seit dem Streit zwischen Susan und Cora war ich nicht mehr in der Stadt gewesen.

Der Zug von Glasgow zurück nach London hatte Verspätung, weshalb ich Euston Station erst nach Mitternacht erreichte. Ich schloss das Buch, in dem ich las, suchte meine Sachen aus der Gepäckablage zusammen und ging zur U-Bahn. Zwischen Camden Town und Chalk Farm gab es auf der Northern Line einen Stromausfall. Zehn Minuten lang stand der Zug im Tunnel. Bis auf gelegentliches Zeitungsrascheln und das rhythmische Wummern aus dem Headset eines jungen Mannes war kein Laut zu hören.

Als ich zurück in meine Wohnung kam, packte ich aus,

duschte und ging zu Bett. Ich war erschöpft, konnte aber nicht schlafen. Nach einer Weile stand ich wieder auf, machte mir einen Kräutertee und griff nach meinem Notizbuch vom vergangenen Jahr. Ich setzte mich an den Küchentisch und las mir noch einmal Susans und Coras Wortwechsel durch.

Auch nach einem Jahr verstörte mich ihr Streit noch immer. Nicht wegen moralischer Bedenken – wer war ich, dass ich darüber urteilen wollte? Ich spürte nur, dass es bei ihrem Streit um mehr als um Coras Affäre mit Susans Mann ging, um mehr als Coras Verlangen und Susans hilflose Wut. Hier waren zwei angesehene Analytikerinnen in einem verzweifelten Moment, die psychoanalytische Konzepte wie Schwert und Schild nutzten – und miteinander um das Ziel der Psychoanalyse kämpften.

Sofern ich Susan richtig verstand, glaubte sie, dass die Psychoanalyse dem Patienten helfen soll, die Realität zu akzeptieren – »erwachsen zu werden«, wie sie es nannte. Unsere Leben sind miteinander verbunden, sind wechselseitig abhängig voneinander. Da Einsichten zu einer ehrlicheren Wahrnehmung unserer selbst und unserer Mitmenschen führen, hat Psychoanalyse eine therapeutische Wirkung: Wir tun uns selbst und anderen weniger weh. Cora denke nicht wie eine Analytikerin, sie sei impulsiv. Ihre Affäre habe mit Liebe nichts zu tun. Ihr Verlangen sei es zu vernichten. Susans Einstellung lief letztlich auf Folgendes hinaus: Was für den Hecht Freiheit bedeutet, bedeutet für die kleinen Fische den Tod.

Für Cora sollte eine Psychoanalyse eine Selbstoffenbarung sein – unser Begehren in all seiner Komplexität, seiner Widersprüchlichkeit und Ambivalenz aufdecken.

Ihre Position ließe sich wie folgt zusammenfassen: Nimm dir, was du willst, und zahle den Preis. Eine Analyse, schien sie zu sagen, zielt darauf ab, den Geist der Patientin zu befreien, damit sie – solange sie bereit ist, die Folgen zu akzeptieren – handeln kann. Das Leben ist kurz. Bleib oder geh: Alles hat seinen Preis.

Susans Ansicht entsprach dem, was ich während meiner Ausbildung gelernt hatte, aber Coras Entschluss, ihr Leben zu leben, war verlockend. *Sollte* dies nicht das Ziel einer Psychoanalyse sein – dem Patienten helfen, er oder sie selbst zu werden?

Ich schwankte zwischen beiden Positionen. Ich dachte über meine Patienten und über meine eigene Psychoanalyse nach. Jede Analyse verfolgt offenkundig verschiedene Ziele: kleine praktische (z. B. Termine zu vereinbaren) und ergebnisorientierte (z. B. Angstzustände zu vermindern). Es gibt unmittelbare Ziele (eine bestimmte Verhaltensweise zu verstehen) und Lebensziele (einen Partner, eine Karriere zu wählen). Doch was ist über diese verschiedenen Intentionen hinaus *das* Ziel einer Psychoanalyse?

Ich nahm mir ein Blatt Papier aus der Schublade und schrieb auf:

Ziel einer Psychoanalyse ist es:

- das Unbewusste ins Bewusstsein zu holen (Freud)
- die Liebes- und Arbeitsfähigkeit des Menschen zu verbessern (Freud)
- neurotisches Elend in alltägliches Unglück zu verwandeln (Freud)

Alle Augenblicke meldete sich ein neuer, im Gedächtnis aus einem Seminar, einer Supervision, einem Buch haftengebliebener Satz. Mir war, als könnte ich stundenlang weiter solche Sentenzen aufschreiben:

- den Bann der Selbsttäuschung zu brechen (Amadeo Limentani)
- Einsichten zu gewinnen, da nur sie die Reintegration verlorener Ich-Anteile erlaubt und damit Entwicklung möglich macht (Hanna Segal)
- widersprüchliche Gefühle auszuhalten und die Welt mit weniger Angst und Zerrissenheit zu erleben (Melanie Klein)
- die Wunden früher Traumata zu heilen (Michael Balint)
- frühe Traumata nicht als Wunde zu verstehen, sondern als eine Gelegenheit zu mehr Wachstum (Michael Eigen)
- der Illusion zu entfliehen, dass wir entweder jemanden kontrollieren oder von jemandem kontrolliert werden müssen (Jessica Benjamin)
- ein Verständnis vom Tod zu vermitteln – es ist dieses Verständnis, das uns von neurotischer Angst befreit (Norman O. Brown)
- Abwesenheit zu akzeptieren, ohne falsche Versprechen oder eine falsche Identität zu leben (Octave Mannoni)
- über seine Gedanken nachzudenken, statt sie impulsiv auszuleben (Michael Feldman)
- dem Leid Wissen abzuringen (Jonathan Lear)
- die emotionale Wahrheit der Patienten zu hören und ihnen keine formelhaften Deutungen zu geben (Dinora Pines)

- Raum für den ›Freudenschrei‹ zu schaffen, einen sicheren Ort, an dem man kreativ sein kann (Marion Milner)
- dem Patienten die Grenzen meines Verstehens aufzuzeigen (Donald Winnicott)
- das Ungesehene zu sehen, einen Strahl ins dichte Dunkel zu senden und sichtbar machen, was durch das grelle Licht der Erleuchtung verdeckt wurde (Wilfred Bion)
- dem Patienten die Freiheit zurückzugeben, uninteressant sein zu dürfen (Janet Malcom)
- das Unbewusste sprechen zu lassen, damit es sich selbst heilen kann (Christopher Bollas)
- anzuerkennen, dass es keine Heilung gibt, keine Möglichkeit der Ganzheit (Jacques Lacan)
- wir selbst zu sein, genauer, wir selbst zu werden (Thomas Ogden)

Ich hatte etwa zwanzig solcher Ziele formuliert, als mich unerwartet das Paradox einholte. Ja, natürlich sollte eine Psychoanalyse all das erreichen – so wie sie einem Patienten helfen sollte, die Realität zu akzeptieren (Susan) und das eigene Leben zu leben (Cora) –, nur sollte sie nicht darauf *abzielen.*

Ein Ziel gleicht einem Eingriff in die Autonomie des Patienten, einem Angriff auf die Fähigkeit, die eigenen Wünsche zu erkennen, sich selbst zu entscheiden. Den Patienten zu lenken, auch zu Gutem, limitiert die Analyse. Je mehr Freud an klinischer Erfahrung gewann, desto deutlicher wurde ihm diese Gefahr. Vortrag um Vortrag – vor allem in *Neue Folgen der Vorlesungen zur Einführung in die Psychoanalyse* – legt er seine Ansicht dar, dass der

Wunsch, den Patienten heilen zu wollen – was er den ›therapeutischen Eifer‹ nannte –, ein Hinweis auf die dem Analytiker zugrundliegende Grausamkeit ist. ›Der Patientin helfen‹, ›ihr Wohlbefinden verbessern‹ – diese Ziele können den unbewussten Wunsch verdecken, die Freiheit der Patientin begrenzen zu wollen.

Während ich meine Liste der Ziele durchging – und an den Unterschied zwischen ›helfen‹ und ›verstehen‹ dachte –, erinnerte ich mich an etwas, das der Psychoanalytiker Wilfred Bion einmal einem Patienten gesagt hatte: »Ich verstehe nicht, warum Sie so wütend auf mich sind – ich versuche doch gar nicht, Ihnen zu helfen.«

6

Nach der Konferenz in Glasgow hörte ich nichts mehr von Susan, Paul, Cora oder Martin. Alle paar Jahre fand sich auf meinem Anrufbeantworter eine Nachricht von Susan. Ob ich mich um eine ehemalige Patientin kümmern könnte, die nach London gezogen war? Dürfe ihr Sohn, der nach England komme, mich anrufen? Der Tochter einer Freundin gehe es nicht gut; ob ich einen guten Psychotherapeuten in Edinburgh kenne? Irgendwann aber hörten auch Susans Nachrichten auf. Martin habe ich nur noch einmal gesehen, auf einer internationalen Psychoanalyse-Konferenz in Rom. Er lächelte von der anderen Seite des Raumes zu mir herüber, um sich dann umzudrehen und mit jemand anderem zu reden.

1998, zwei Jahre nach der Konferenz in Glasgow, erhielt ich einen Brief mit einem Foto. Cora und Paul saßen lächelnd und schick angezogen in einem Abteil der New Yorker Subway. Auf die Rückseite hatte Cora geschrieben: »Auf dem Weg zum Standesamt!« Ich übersandte ihnen meine Glückwünsche. Ich kann mich nicht erinnern, danach je wieder von Cora gehört zu haben. Wir waren gute Bekannte, aber keine Freunde mehr.

Nach Glasgow war mit keinem von ihnen mehr eine Freundschaft möglich. Unsere Leben waren in unterschiedliche Richtungen verlaufen. Ich hatte geheiratet, hatte Kinder. Ich empfand ein Gefühl des Verlustes, kann aber nicht behaupten, dass ich über einen von ihnen schlecht dachte. Ich vermisste unsere Freundschaft.

7

Unsere Geschichte hat noch ein weiteres Kapitel.

Zwölf Jahre nach Glasgow, im April 2008, war ich auf Familienbesuch in New York. Ich erhielt eine E-Mail von Paul. »Liebe Freunde«, begann sie. »Nachdem ich früh am Freitagmorgen unser Apartment verlassen hatte, stürzte Cora im Bad und verletzte sich am Kopf.«

Als er mittags nach Hause zurückkam, atmete sie noch. Sie wurde ins Krankenhaus gebracht. Cora war hirntot. Bis zur Ankunft ihrer Töchter in New York wurde sie künstlich am Leben erhalten. In Gegenwart der Töchter hatte man am Sonntagmorgen dann das Beatmungsgerät ausgeschaltet.

Wie es jüdischer Brauch ist, begann für die Familie gleich darauf Schiv'a, also eine Trauerwoche. Pauls E-Mail lud jeden ein vorbeizukommen.

Als ich kam, stand die Tür weit offen. Das Apartment quoll über mit Freunden.

Ich schob mich durch den Flur ins warme Licht des Wohnzimmers. Ein Gedränge – die Kinder und Enkel von Susan und Cora – umgab Paul und Martin.

»Hat jeder ein Gebetbuch?«, rief der Rabbi in den Tumult. »Wir wollen anfangen.«

Schulter an Schulter schloss sich die Familie zu einem Kreis um den Rabbi. Manche legten die Arme umeinander, andere hielten sich an den Händen. Der Rabbi begann, die Gebete zu singen.

Eine junge Frau, ohne Zweifel Coras Tochter, stand zwischen Paul und Martin. Sie schluchzte.

Paul senkte den Kopf. Eine Frau, die hinter Paul stand, legte ihm eine Hand auf die Schulter. Er drückte seine Wange an ihre Finger und küsste ihre Hand. Es war Susan, seine Exfrau.

Dieser Augenblick hat sich in meine Erinnerung eingebrannt.

Von Zeit zu Zeit treffe ich in meiner klinischen Praxis Menschen, die vor dem Gesetz verheiratet sind, psychologisch aber nicht. Sie sind unfähig, sich als Paar zu verstehen und reden nur selten von ›wir‹. Sie sind erfolgreich, seit dreißig Jahren verheiratet, mit ihrer Arbeit, aber nicht miteinander. Oder ich habe da eine Patientin, deren Mann trinkt. Der Alkohol tröstet ihn, nicht die Beziehung. Er ist vor dem Gesetz mit seiner Frau verheiratet, psychologisch aber mit der Sucht.

Die Ziele der Liebe sind vermutlich so unterschiedlich wie die Ziele der Psychoanalyse. Dennoch bin ich davon überzeugt, dass die Fähigkeit, sich als Teil eines Paars zu begreifen, eine entwicklungspsychologische Errungenschaft ist. Um richtig verheiratet zu sein, muss man Widersprüchliches anerkennen, muss sich selbst und den Geliebten als sowohl großmütig wie kleinlich akzeptieren, als schöpferisch und gewöhnlich, als liebevoll und grausam. Entscheidend aber ist, dass wir auf die begrenzten und begrenzenden Narrative verzichten, mit denen wir uns selbst und unsere Partner einengen.

Dieser Entwicklungsschritt ist nichts Stabiles. Er wird permanent von unserem Verlangen bedroht. In Nullkommanichts kann es sein, dass wir wieder wie ein beleidigtes Kind reagieren. Wenn das passiert, ist Arbeit nötig, um zu uns und unserem Partner zurückzufinden. Susan und Paul hatten sich geliebt, gehasst, waren verheiratet gewesen und hatten sich scheiden lassen. Selbst in diesem schwierigen Augenblick aber waren sie noch ein Paar, verrichteten immer noch der Liebe Müh.

6. Das Geschenk

Ich war Ende zwanzig, als es mit meiner Schwester zu einem Zerwürfnis kam. Damals befand ich mich in der Ausbildung und machte meine Lehranalyse. Es war mein Analytiker, der mich darauf aufmerksam machte, dass das Geburtstagsgeschenk, das ich meiner Schwester gerade geschickt hatte – ein Paar klassische Georg-Jensen-Ohrringe aus der Mitte des letzten Jahrhunderts »ungetragen, noch im Originalkästchen« – lieblos war. (»Sadistisch« war das Wort, das er benutzt hatte.) Ich widersprach. Ich versuche meiner Schwester doch nur zu zeigen, dass ich mit ihr in Verbindung bleiben wolle. »Machen Sie das nicht bereits? Schließlich telefonieren Sie weiterhin mit ihr und schreiben ihr«, sagte er.

Ich hatte ihm gerade erzählt, dass mein Geburtstagsgeschenk »perfekt« sei, dass meine Schwester die schlichten, silbernen Ohrringe einfach lieben würde, als er mich darauf aufmerksam machte, dass mein Geschenk für sie vielleicht ein Problem sei. Es erlaube mir, mich gut zu fühlen – war ich nicht aufmerksam? –, um dann, wenn meine Schwester nicht antwortete oder wenn ihre Antwort etwas zurückhaltend ausfiel, umso schlechter von ihr zu denken.

Mein aufgebrachter Protest bewies nur, wie sehr mein Analytiker recht hatte. Etwas zu verschenken ist für nette Menschen manchmal eine Möglichkeit, grausam zu sein.

Vor einigen Jahren bekam einer meiner Patienten, der gerade seine erste Stelle als Museumskurator angetreten hatte, von seinen wohlhabenden Eltern einen neuen VW-Golf geschenkt. Bei seinem Lohn konnte er sich weder das Benzin noch Parkgebühren oder Versicherung leisten, geschweige denn die jährlich anfallenden Wartungskosten. Würde er den Wagen verkaufen, wären seine Eltern sauer, behielt er ihn aber, würde er sie um regelmäßige finanzielle Zuwendungen in ebenjener Zeit bitten müssen, in der er, wie seine Eltern sehr wohl wussten, versuchte, finanziell unabhängig zu werden. »Ich hätte mich viel mehr über ein Fahrrad gefreut, aber wenn ich ihnen das sage, werden sie sich ärgern und mich für undankbar halten.«

Vor kurzem war meiner Patientin Melanie, achtzehn Jahre alt, ein Studienplatz für Anglistik am Trinity College in Dublin angeboten worden. Bedingung war, dass sie im Abitur die Prüfungsfächer Englische Literatur, Französisch und Geschichte mit eins abschloss. Wenige Wochen vor Beginn der Prüfungen und eine Woche vor den Osterferien überraschten ihre Eltern sie – da sie so hart arbeite – mit einem ›besonderen Geschenk‹ –, sie hatten über Ostern einen Familienurlaub auf Ibiza gebucht. Melanie erinnerte ihre Mutter daran, dass sie ihr gesagt hatte, sie müsse einen sorgsam ausgearbeiteten Zeitplan einhalten. Außerdem hatte sie ihr gesagt, erst *nach* der Prüfung Urlaub machen zu wollen. Trotzdem hat ihre Mutter sie angeschrien und ihr vorgeworfen, sie würde den Familienurlaub ruinieren. Ihre Mutter nannte sie »verwöhnt«.

Ich hatte geglaubt, recht gut zu verstehen, wie Geschenke benutzt werden können, um zu kontrollieren und zu manipulieren, doch ist es mir vor einiger Zeit nicht gelungen, ein vergleichbares Problem bei meiner Patientin Helen T. zu erkennen.

Als Helen sechs Jahre alt war, starb ihre Mutter an einem Hirntumor. Der Beruf ihres Vaters erforderte häufige Reisen von London in andere europäische Städte. Und da er sich außerstande sah, seine Arbeit mit der Erziehung seiner Tochter zu vereinbaren, vertraute er Helen der verwitweten Schwiegermutter an. Im Laufe der Zeit besuchte er sie immer seltener. Helen war elf Jahre alt, als ihr Vater wieder heiratete und eine neue Familie gründete. Helen und ihre Großmutter sprachen nur selten von ihm. Wann immer Helen über ihren Vater reden wollte, hieß es, sie würde nerven. Die brüske Art der Großmutter sowie ihre Regeln, die vorschrieben, was ein Kind durfte und was nicht, lehrten Helen, still zu sein, fügsam und ihre Einsamkeit, Trauer und Depression zu verheimlichen.

Helen war gerade vierzig geworden, als man bei ihr Brustkrebs feststellte. Nach Operation und Bestrahlungen war sie jetzt, mit einundfünfzig, bei guter Gesundheit, auch wenn sie fürchtete, der Krebs könne zurückkehren.

Helen war verheiratet und hatte zwei Töchter. Sie liebte es, große Familienfeiern zu organisieren – zu Geburtstagen, an Silvester und vor allem zu Weihnachten. Das ganze Jahr bereitete sie Weihnachten vor – besorgte kleine Geschenke für die Weihnachtsstrümpfe, überlegte, was zu wem passte, und verpackte jedes Präsent liebevoll.

Ich hatte den Eindruck, dass Helen all dies tat, weil sie ihren Kindern jenes Zuhause schenken wollte, das sie selbst nie gehabt hatte. Nach einem Jahr Analyse aber geschah etwas, das mich diese Einschätzung überdenken ließ.

An einem unserer Montage begann Helen die Sitzung

damit, mir zu erzählen, was für ein schreckliches Wochenende sie gehabt habe. Am Samstag hatten ihre Töchter darauf bestanden, mittags ein großes Geburtstagsessen für sie zu veranstalten.

»Das wäre wirklich nicht nötig gewesen«, sagte Helen und klang sehr verstimmt. »Sie haben beide so viel zu tun und führen doch ihr eigenes Leben. Außerdem wollten wir abends mit Freunden ausgehen.«

Und dann hatte sie sich über das Geschenk ihres Mannes geärgert. Vor einigen Monaten hatte sie in einem Juweliergeschäft im Londoner West End eine antike Perlenkette gesehen, die ihr Mann gekauft hatte, um sie damit zu überraschen.

»Er muss geglaubt haben, dass sie Ihnen gefällt«, sagte ich.

»Er meinte, ich hätte gesagt, ich würde sie lieben.«

»Und? Haben Sie?«

»Ich weiß es nicht – vielleicht. Aber ich habe ja nicht damit gerechnet, dass er sie kauft – sie war viel zu teuer.«

»Ihr Mann geht aber doch nicht gerade sorglos mit Geld um.«

»Er hat mir meine Reaktion wirklich übelgenommen.«

»Was haben Sie ihm gesagt?«, fragte ich.

»Ich habe mich bedankt und …«

»Und?«

»Und später habe ich ihn gefragt, ob wir sie zurückgeben könnten. Ich sagte, eigentlich würde sie mir gar nicht gefallen – sie sei einfach zu viel.«

Helen erzählte gern von den Geschenken, die sie gab, nicht aber von jenen, die sie erhielt. Sie machte sich Sorgen wegen des Mittagessens, das ihre Töchter für sie zum

Geburtstag vorbereiteten (»sie hinterlassen immer so eine Unordnung in der Küche«). Und warum hatte ihr Mann für später am Abend Plätze in einem Restaurant gebucht, wenn er doch wusste, dass es mittags ein großes Essen gab?

Ähnliches geschah während unserer Sitzungen. Sobald unser Gespräch Helen ein wenig Erleichterung verschaffte, schien etwas mit ihr zu geschehen – statt dankbar zu sein, begann sie sich zu ärgern. Sie fand irgendeinen Fehler an dem, was ich gerade gesagt hatte – warum ich ihr den Gedanken nicht früher mitgeteilt, warum ich so lange gewartet hätte. Oder sagte ich nicht nur, was ihre Freunde ihr schon vor langer Zeit gesagt hatten?

Als ich versuchte, mit ihr über ihren Mangel an Wertschätzung zu reden – »Sie scheinen für die Mühen Ihres Mannes nicht besonders dankbar zu sein« –, weigerte sie sich, darüber auch nur nachzudenken. »Aber die Kette ist wirklich viel zu teuer«, wiederholte sie mit Nachdruck.

Am Tag nach diesem Wortwechsel wirkte Helen verstört. Sie hatte einen Albtraum gehabt. »Da waren zwei Wendeltreppen gleich nebeneinander«, sagte sie. »Ich ging die eine rauf, meine Mutter kam die andere runter. Ich streckte eine Hand nach ihr aus, aber sie war knapp außer Reichweite.«

Während sie mir den Traum erzählte, gestikulierte Helen – malte mit den Fingern zwei Treppen in die Luft –, und dann kam ihr eine Erinnerung. Als es mit ihrer Mutter zu Ende ging und sie schon sehr schwach war, setzte sich Helen gern auf den Bettrand, und ihre Mutter machte ihr das Haar, ehe sie zur Schule ging. »Ich habe es geliebt, wenn sie mir das Haar flocht; und sie hat es so gern getan«, erzählte Helen. »Sie konnte einen französischen Zopf machen und mir Bänder ins Haar flechten. Ich fand es herrlich, ihre Hände zu spüren, habe es genossen, wenn sie mich kämmte.«

»Ihre Mum hat Sie geliebt, Sie hat sich gern um Sie gekümmert, Ihnen etwas Gutes getan. Und Sie waren ihr dafür dankbar.«

Helen barg ihr Gesicht in den Händen.

Helen wollte ihrem Mann und ihren Töchtern näher sein, dennoch hatte sie unbewusst Angst vor der Depression, unter der sie litt, nachdem ihre Mutter gestorben war – und aus diesem Grund versuchte sie, Gefühle der Dankbarkeit zu vermeiden.

Dankbarkeit verankert uns in der Realität, denn wenn wir jemandem dankbar sind, erkennen wir an, von demjenigen etwas Gutes erhalten zu haben. Es macht diese Person für uns real. Helen gab zwar keine Geschenke, weil sie unhöflich oder sadistisch sein wollte, aber ihre Geschenke sollten so perfekt sein, dass sie jede Gabe überstrahlten, die sie selbst erhielt. Sie gab Geschenke, um sich vor Gefühlen der Dankbarkeit zu schützen.

7. Funken

Eine erste Ahnung vom Leben eines Psychoanalytikers bekam ich, als ich Student in Oxford war. Nach meinem Abschluss in Berkeley hatte ich nicht gewusst, was ich als Nächstes tun sollte, und war schließlich nach Oxford gezogen, um dort Philosophie, Politik- und Wirtschaftswissenschaften zu studieren. Das war 1976. Psychoanalyse wurde damals an keiner Fakultät gelehrt. Die meisten Gelehrten in Oxford hielten sie für eine ›Pseudowissenschaft‹.

Für mich aber ergab die psychoanalytische Theorie durchaus einen Sinn. Mehr noch, die Lektüre von Freud, Klein und Winnicott half mir, mich selbst zu verstehen, weshalb ich mich der psychoanalytischen Gesellschaft der Universität Oxford anschloss. Unser kleiner, kaum zehn Leute umfassender Studentenverein war im Grunde eine Lesegruppe – wir trafen uns, um psychoanalytische Texte zu analysieren, und manchmal luden wir auch praktizierende Psychoanalytiker ein, einen Vortrag zu halten.

An einem sonnigen Morgen im Mai, nur wenige Tage vor Semesterende, drängten sich alle zehn Mitglieder in einen fensterlosen Bulli, um die zweihundertachtzig Kilometer, also eine gut vier Stunden lange Fahrt, zum Badeort Southwold zurückzulegen und an einem Seminar mit Anna Freud teilzunehmen.

Für die Mitglieder unserer kleinen Gruppe war dieses Treffen von enormer Bedeutung.

Anna Freud, die Tochter von Sigmund Freud, war damals die berühmteste lebende Analytikerin. Sie war die Kollegin ihres Vaters gewesen, seine Vertraute und, zum Ende hin, auch seine Pflegerin. Zudem hatte Anna Freud die Kinderpsychoanalyse gegründet, galt selbst als bedeutende Theoretikerin und war nicht nur biologisch Sigmund Freuds direkte Nachfahrin, sie war für viele auch seine klinische und theoretische Erbin – eine Art Staatsoberhaupt der Psychoanalyse.

Gastgeberin des Treffens war Dr. Marie Battle Singer, eine der wenigen weiblichen Psychoanalytiker, die wie ausnahmslos alle ihre Kollegen ein Wochenendcottage unweit von Walberswick besaß. In ihrer Einladung hatte Dr. Singer vorgeschlagen, am Samstag um elf Uhr zu ihr nach Hause zu kommen. Es würde Kaffee geben, und Miss Freud und ihre lebenslange Freundin, die Psychoanalytikerin Mrs Dorothy Burlingham, würden zu unserem Treffen von dort aus rüber nach Southwold fahren. Das Seminar begann um elf Uhr dreißig. Dr. Singer versprach uns ein Mittagessen vor der Rückfahrt nach Oxford. Miss Freud schlug Dr. Singer vor, über ihr Buch *Normality and Pathology in Childhood* zu diskutieren.

In den Tagen vor dem Treffen hatte ich mir das Seminar mit Miss Freud ausgemalt: anfangs förmlich, steif, bis man sich entspannte, später intellektuell anregend, bedeutsam. Sie würde beeindruckt sein von unserem Wissen, unseren Überlegungen. Vom Gespräch belebt würde sie der Zukunft der Psychoanalyse zuversichtlich entgegensehen und Schirmherrin unseres Studentenvereins werden. Vor

Seminarende würde sie uns einladen, das Gespräch bei ihr daheim in London fortzusetzen – nicht nächsten Monat, schon nächste Woche. Ich stellte mir vor, dass sie mir ein ganz besonderes Wohlwollen entgegenbrachte.

Allem an Miss Freud begegneten wir mit Ehrfurcht: dem Wiener Akzent, den dunklen, traurigen Augen, der irritierende Ähnlichkeit mit dem Vater. Und wir waren gehemmt wie Jünger, die unversehens vor ihrer Hohepriesterin standen. Wir hatten uns darauf vorbereitet, über ihr Buch zu diskutieren, was sie ein wenig zu überraschen schien. Sie wirkte unnahbar und antwortete nur zögerlich auf unsere Fragen. Als Ingo, ein deutscher Student, der seinen Doktor in Mathematik machte, ihr die provokante Frage stellte, ob aller Theorie der psychologischen Entwicklung eine gewisse Vorstellung von ›normaler‹ Entwicklung zugrunde liege, blickte sie auf ihre Hände, lächelte und schüttelte dann den Kopf. Nichts, was wir sagten, konnte sie aus der Reserve locken. Auch Mrs Burlingham sagte nicht viel. Vielleicht sollte ihrer beider Zurückhaltung einen Raum schaffen, in dem wir frei sprechen konnten, doch hatte sie den gegenteiligen Effekt. Indem beide Frauen ihr immenses intellektuelles und emotionales Wissen für sich behielten, schufen sie eine Abwesenheit gleich einem schwarzen Loch, das alles Licht aus dem Zimmer zu saugen schien. Nach gut einer Stunde Seminar sah ich zu Ingo hinüber, der mit überkreuzten Beinen dasaß und mit den Füßen wippte, während er stumm die Titel der Bücher in Dr. Singers Regal zu entziffern versuchte. Am Ende des Seminars fühlte ich mich einfach nur leer.

Später versammelten wir uns in Dr. Singers Garten auf

einen Eistee. Sie achtete darauf, dass Miss Freud und Mrs Burlingham einen bequemen Platz im Schatten fanden, und brachte beiden ein Glas. Ich reichte gerade eine Schale mit Kartoffelchips herum, als Miss Freud mich zu sich winkte. So nahe bei ihr roch ich etwas Blumiges, Seife, womöglich Floris oder Lily of the Valley. Nachdem sie sich vergewissert hatte, dass ich der designierte Präsident des Vereins war, sagte sie: »Haben Sie gewusst, dass es in den zwanziger und dreißiger Jahren eine solche Studentengruppe auch an der Wiener Universität gegeben hat?« Dass Anna Freud mit mir über ihren Vater sprach, verblüffte mich so, dass es mir die Sprache verschlug. Sie erwähnte Bruno Bettelheim: »Er ist Direktor der *Orthogenic School for Disturbed Children* an der Universität von Chicago – Ernst Kris hat dieser Gruppe übrigens auch angehört. Er war Mitherausgeber der Briefe meines Vaters und hat die Psychoanalyse nach Yale gebracht.« Sie blickte mir in die Augen und lächelte. »Man weiß ja nie«, sagte sie, »aus kleinen Gruppen wie der Ihren kann Großes erwachsen.«

Erst da begriff ich, dass Miss Freud sich zu diesem Treffen vermutlich nicht bereiterklärt hatte, um über ihr Buch zu reden, sondern weil sie psychoanalytische Ideen verbreiten, sich *für die Sache* einsetzen wollte, um es mit den Worten ihres Vaters zu sagen. Sie wollte, dass die Psychoanalyse in Oxford gelehrt werden würde. Ich hoffte, sie würde unsere Lehrerin; und sie wollte, dass wir ihre Vorhut wurden. Zu Beginn des Seminars hatte Miss Freud empathisch gewirkt, weise; das war noch immer so, doch fand ich ihr Verhalten jetzt irgendwie einstudiert. Unser Gespräch, die plötzliche Erkenntnis, dass sie ihren Vater vermutlich nur erwähnt hatte, weil sie wusste, welche Wirkung das auf mich haben würde – ein Schachzug, den sie zweifellos schon unzählige Male zuvor angewandt hatte –, all das fand ich sehr ernüchternd.

Nachdem sie und Mrs Burlingham mit jedem Mitglied unseres Vereins geredet hatten, stiegen sie in ihr Auto und fuhren die kurze Strecke zurück zu ihrem Cottage in Walberswick. Wir winkten ihnen nach. Vage enttäuscht vom Tag ging ich wieder ins Haus, wo Dr. Singer mich bat, ihr beim Einsammeln der Gläser und beim Auftragen des Mittagessens zu helfen.

Erst jetzt – nachdem Miss Freud gegangen war – nahm ich ihre Kollegin Dr. Singer so richtig wahr. Kinderanalytiker kleideten sich in jenen Tagen gern selbst wie Kinder: kein Schmuck, ein schlichter Kittel oder ein Schürzenkleid – Miss Freud hatte auch so ausgesehen. Marie – sie bestand darauf, dass ich sie beim Vornamen nannte – wirkte elegant: eine hellgelbe Bluse, um den Hals einen bunten Liberty-Schal, das volle Haar nach hinten gekämmt, so dass ihr Gesicht zur Geltung kam. Marie war schwarz und Anfang dreißig – alle Psychoanalytiker, die ich bislang kennengelernt hatte, waren weiß gewesen und bedeutend älter. Ich war neugierig – Maries Akzent verriet, dass sie nicht aus England stammte, doch wusste ich ihn nicht zuzuordnen. Sie war voller Energie. Und sie war überaus herzlich.

Auch Maries Haus war sehr ansprechend. Es machte einen luftigen, schlichten Eindruck und erinnerte eher an eine moderne Kunstgalerie als an ein englisches Cottage auf dem Land: weiße Wände, dunkle, breite Eichendielen, ein Kelim auf dem Wohnzimmerboden und noch einer über dem Sofa, an der Wand dahinter hing ein kleines, abstraktes Ölgemälde.

In der kleinen Küche stand neben dem Herd eine Chemex-Glaskaffeemaschine auf dem Tresen. So eine hatten in Berkeley oder New York eigentlich fast alle, nur in England hatte ich sie bislang noch nie gesehen. Dann entdeckte ich eine große Servierplatte mit Brathähnchen, daneben eine Schüssel Kartoffelsalat. Ich fragte Marie, woher sie gebürtig stammte.

»Ich komme aus den Vereinigten Staaten«, sagte sie. »Lebe aber schon lange hier.«

Mit kaum mehr als der leisesten Andeutung eines amerikanischen Akzents erzählte sie, dass sie in den Südstaaten geboren und in Mississippi aufgewachsen war. Sie hatte ihren Abschluss an der Boston University gemacht und dann am Smith College Sozialarbeit studiert. Nach dem Krieg war sie nach Europa gekommen, erst nach Deutschland, um dort mit vertriebenen, unbegleiteten Kindern zu arbeiten, dann nach London, um sich von Miss Freud ausbilden zu lassen.

Marie und ich brachten Essen, Geschirr und Getränke in den Garten; alle bedienten sich selbst. An einem Ende des Picknicktischs saßen wir uns schräg gegenüber und führten unser Gespräch fort. Ich sehe, wie sie sich auf ihrem Stuhl zu mir umdreht und mich beim Reden direkt anschaut; ich weiß noch, dass sie mir mehr über ihren Unterricht in Cambridge erzählt hat. Als sie in meiner Jackentasche ein kleines Buch entdeckte, fragte sie mich danach. Ich zeigte es ihr, und auf ihre Nachfrage erzählte ich, was ich über den Autor wusste (Tranströmer war Psychologe in einem Jungengefängnis) und was mir gefiel (das stille, kontemplative Gefühl seiner Gedichte). Sie schlug das Buch auf und überflog das erste Gedicht, dann las sie es mir laut vor:

Zwei Uhr nachts: Mondschein. Der Zug hat angehalten
mitten auf der Ebene draußen. Weit weg Lichtpunkte in einer Stadt
kalt am Rand des Gesichtskreises flimmernd.

Wie wenn ein Mensch so tief in einen Traum hineingegangen ist,
daß er sich nie erinnern wird, daß er dort war,
wenn er zu seinem Zimmer zurückkehrt.

Und wie wenn ein Mensch so tief in eine Krankheit hineingegangen ist,
daß alles, was seine Tage waren, zu ein paar flimmernden Punkten wird, ein Schwarm,
kalt und gering am Rand des Gesichtskreises ...

Sie langte nach einem kleinen Notizblock, um sich den Namen des Autors und den Buchtitel aufzuschreiben.

Gorki schrieb einmal über Čechov, in seiner Gegenwart verspüre »jeder das unbewusste Verlangen, einfacher, wahrhaftiger, mehr er selbst zu sein«. Marie war genauso. Ihre Art hatte meine Enttäuschung über das Seminar ausgelöscht. Meine Leere war fort. An ihrer Stelle spürte ich den Wunsch, aufrichtiger zu werden, mehr ich selbst.

Nachdem wir das Geschirr abgeräumt hatten, sagte sie, sie benötige meine Hilfe im Wohnzimmer. Kaum dort, sagte sie, sie wolle den Teppich zusammenrollen.

»Sie sind doch Studenten, nicht? Ich denke mir, dass sie doch alle bestimmt gern tanzen.«

Auf dem Boden stand ein Plattenspieler, daneben ein Stapel Platten. Sie zog eine LP aus ihrer Hülle und legte sie behutsam auf den Plattenteller. Billie Holidays wehmütige Stimme füllte den Raum.

»Lass uns tanzen«, sagte sie.

Die Türen zum Wohnzimmer standen weit offen, und die Musik wehte hinaus in den Garten. Bald waren alle zehn Mitglieder der psychoanalytischen Gesellschaft der Universität Oxford auf den Beinen und tanzten in kleinen Gruppen oder wiegten sich zur Musik.

Irgendwann, während wir zu Ella Fitzgerald und Louis Armstrong tanzten, die *They Can't Take that Away From Me* sangen, sagte sie: »Man hat versucht, das Tanzen aus mir heraus zu psychoanalysieren. Aber *das* konnten sie mir nicht nehmen.«

Als es Zeit wurde zu gehen, sagte Marie: »Nun, lassen Sie unter keinen Umständen das Tanzen je aus sich herausanalysieren.« Dann griff sie nach meiner Hand.

Wir haben uns nie wieder gesehen, aber Marie hatte mir mehr als ein Ideal gezeigt, dem ich nacheifern wollte – sie hatte mir eine Art zu leben offenbart.

8. Liebe und Zeit

Als ich Osman M. bei unserem Erstgespräch kennenlernte, konnte ich seinen stillen Gleichmut nicht verstehen. Angesichts der Vorkommnisse während seiner Kindheit, der Herausforderungen, die er beschrieb, hätte der großgewachsene, elegante Mann, der mir gegenübersaß, innerlich eigentlich sehr aufgewühlt sein müssen. Stattdessen erzählte er ruhig und mit großer Einsicht.

Vier Monate nach seiner Geburt verließen Osmans Eltern Eritrea und emigrierten nach England. Er wurde in der Obhut der Großeltern zurückgelassen – den Eltern seiner Mutter. Sobald sie sich in London eingerichtet hatten, wollten sie zurückkommen und ihn holen. Doch das ist nie passiert.

Als ich Osman bat, mir von seinen Großeltern zu erzählen, erinnerte er sich daran, wie es war, auf die Rückkehr seines Großvaters zu warten, der als Arzt arbeitete. Osman beschrieb die Aufregung, wenn er aus dem Fenster blickte und hoffte, die Ankunft des Großvaters ankündigen zu können. Großmutter würde sich dann umziehen und Lippenstift auftragen. Und während sie sich um das Abendbrot kümmerte, saßen er und sein Großvater im Esszimmer auf dem Boden und machten irgendwas zusammen – zum Beispiel bauten sie ein Modell ihres Hauses aus kleinen Holzstücken, Klebstoff und Knete.

Osman war neun Jahre alt, als sein Großvater an Bauchspeicheldrüsenkrebs starb. Zwei Jahre später starb die Großmutter durch einen Motorradfahrer. Einige Tage darauf wurde Osman ohne jede weitere Erklärung zum Flughafen Asmara gebracht, um die erste Etappe seiner Reise nach England zurückzulegen.

Als er in Stockwell eintraf, musste Osman feststellen, dass seine Eltern geschieden waren. Seine Mutter hatte wieder geheiratet, und er hatte vier Halbgeschwister, alle jünger als sechs Jahre. An seinem ersten Tag in London wurde ihm beigebracht, wie man ein Bügeleisen benutzt, dann gab man ihm drei Körbe voll mit Wäsche, die er bügeln musste, ehe er ins Bett durfte. Seine Mutter und sein Stiefvater behandelten ihn von seinem elften Lebensjahr bis zum Beginn seines Studiums wie einen Dienstboten. Im Rückblick auf diese Zeit beschrieb Osman seine verwirrende Trauer, seine Einsamkeit, auch, wie er nachts wach wurde und meinte, die Kochdünste seiner Großmutter zu riechen oder wie er bei anderen Gelegenheiten erschrocken aus dem Schlaf auffuhr, weil er glaubte, sein Großvater hätte ihn gerufen.

Osman ging gern zur Schule. Er verbrachte dort so viel Zeit wie nur möglich. Besonders gut verstand er sich mit Mr Harris, seinem Chemielehrer, und mit Ms Fray, der Direktorin. Als er achtzehn wurde, bot man ihm einen Platz im St. Bartholomew's Hospital an, um Medizin zu studieren. Nach seiner Ausbildung zum Arzt wurde er Psychiater und spezialisierte sich schließlich auf Kinderpsychiatrie. Er arbeitete in Camden mit extrem schwierigen Jugendlichen. Und deshalb saß er nun auch in meiner Praxis. Er hatte vor, sich als Psychoanalytiker ausbilden zu lassen und wollte, dass ich sein Lehranalytiker wurde.

Einige Monate nach Beginn seiner Analyse erzählte Osman, er habe herausgefunden, dass Tara, seine Freundin, mit der er seit vier Jahren zusammen war, ein Verhältnis mit ihrem Chef hatte. Als er ihr sagte, dass er ihre Beziehung beenden wolle, drohte sie mit Selbstmord. Tara, ehemals Barista und Model, jetzt Rechtsanwaltsgehilfin, war augenscheinlich eine attraktive Frau, die unter einer profunden Angst vor dem Verlassenwerden litt. Immer wieder mal konnte Osman nicht zur Arbeit, weil sie sein Handy, seine Brieftasche und die Schlüssel versteckt hatte. Einmal, als Osman einen Vortrag in Paris halten sollte, versteckte sie seinen Pass. Sie konnte unvermittelt spöttisch und böse werden, hatte Osman sogar schon geschlagen. Ihre Unfähigkeit, die eigenen Gefühle in den Griff zu bekommen, weckte in mir den Verdacht, dass sie womöglich an einer Persönlichkeitsstörung litt.

Zwei Monate nach der Trennung kamen sie erneut zusammen. Das war ihr Muster. In den Jahren vor Osmans Psychoanalyse und während der ersten zwei Jahre unserer gemeinsamen Arbeit waren Osman und Tara stets mehrere Monate zusammen und trennten sich dann wieder. Während ihrer Trennungen texteten sie sich, sahen sich aber nicht. Dann fanden sie erneut zusammen. Sex war einer der Gründe. Unglaublich, sagte Osman. Der beste Sex, den er je gehabt hatte. »Dass unsere sexuelle Chemie stimmt, muss doch was zu bedeuten haben, oder?«, fragte er. Ein weiterer Grund war seine Überzeugung – ein omnipotenter Glaube, wie mir schien –, dass seine Liebe Tara heilen könne. Ich machte ihn darauf aufmerksam, dass

Tara trotz all der Zeit und Liebe, die er ihr geschenkt hatte, unverändert sei. »Ich gebe niemanden auf«, sagte er.

Wenn Osman nicht mit Tara zusammen war, traf er sich mit anderen Frauen. Er wolle, gestand er mir, zwar unbedingt ›die Richtige‹ kennenlernen, gehe seinen Kolleginnen und auch Frauen, die ihm intellektuell ebenbürtig waren, aber aus dem Weg. Er traf sich zudem mit keiner Frau, die erfolgreicher war. Insbesondere mied er eher stille Frauen. Osman fühlte sich zu Frauen hingezogen, deren Flügel gebrochen waren, die unruhig oder beunruhigend waren. Eine seiner Partnerinnen bestelle stets das teuerste Essen auf der Speisekarte, erzählte er. Ich weiß noch, dass ich dachte: All die Hummer Thermidor in ganz London können diese Leere nicht füllen. Er bat mich, ihm für Tara einen Psychotherapeuten zu empfehlen. Er bat mich für fast alle Frauen, mit denen er ausging, einen Psychotherapeuten zu empfehlen.

War Osman mit einer Frau zusammen, betörte er sie stets mit extravaganten Dinners, Urlauben und Geschenken. »Sich verlieben« oder »verliebt sein« glich, so wie er es beschrieb, einer Form von Masochismus. Er las seinen Partnerinnen jeden Wunsch von den Augen ab, konnte ihnen aber nicht zeigen, was er selbst wollte, was es ihnen unmöglich machte, ihm ihrerseits seine Wünsche zu erfüllen.

In seiner Psychoanalyse lebte er sein Bedürfnis aus, immer der Kümmerer zu sein. Einige Monate nach Beginn der Analyse war Osman zum Beispiel aufgefallen, dass ich leicht abgenommen hatte. (Keiner meiner übrigen Patienten hatte es bemerkt.) »Waren Sie deshalb schon beim Arzt?« Bei einer anderen Gelegenheit machte ihn ein

Pflaster auf meinem Handrücken stutzig. Er fragte, wie ich mich verletzt hatte. Mir gehe es gut, habe ich geantwortet; trotzdem schenkte er mir am nächsten Tag eine kleine Tube antibakterieller Wundsalbe. Dieser Judowurf – Osman hilft dem, der ihm helfen soll – erlaubte mir, ihn darauf hinzuweisen, dass er seine Fähigkeit, sich um jemanden zu kümmern, wie eine Verteidigung dagegen nutzte, dass man sich um ihn selbst kümmerte. In seinen erotischen Beziehungen, setzte ich hinzu, war es genauso: Seine Überfürsorge war eine Abwehr dagegen, selbst umsorgt zu werden.

Osmans Überfürsorge erinnerte mich an mein übereifriges Pflichtbewusstsein während meiner eigenen Lehranalyse: Wir wehrten uns beide dagegen, uns hinzugeben.

Während meiner Analyse bei Dr. Limentani fand ich heraus, dass ich meine Eltern liebte, ihnen aber nicht völlig vertraute. Was eigentlich nicht ihre Schuld war. Ich kam mit einem Geburtsfehler zur Welt. Im Alter zwischen zwei und sieben Jahren musste ich mich mehreren chirurgischen Eingriffen unterziehen. Eine grauenvolle Erfahrung. Meine Eltern wussten nicht, wie sie damit umgehen sollten, was ich durchmachte. Sie haben nie über meine Operationen geredet. Ich denke, sie glaubten, ich käme schneller darüber hinweg, wenn wir nicht darüber sprachen. Und ich wurde meinerseits übereifrig in dem Bemühen, ihnen zu versichern, dass es mir gut ginge. Ich konnte meinen Schmerz nicht zeigen. Und so begann meine Maskerade.

Überfürsorge war Osmans Fassade. Wenn er über seine Kindheit redete, wirkte er ruhig, nachdenklich und gefasst. Doch während ich Osmans Träumen und Assoziationen aufmerksam zuhörte, wuchs in mir die Überzeugung, dass er, ohne es selbst zu wissen, wütend auf seine Eltern war, weil sie ihn verlassen hatten, auf seine Großeltern, weil sie gestorben waren, und auf Mutter und Stiefvater, weil sie ihn so grausam behandelt hatten. Unbewusst schien er voller Wut zu stecken, doch war er stets darauf bedacht, jene nicht zu verletzen, die ihm nahestanden. (Wurde er auf jemanden wütend, der im Zentrum seines Lebens stand, begrub er den Ärger, explodierte dann aber bei Leuten in der Peripherie seines Lebens – etwa bei einem Parkplatzwächter oder einer Warenhausverkäuferin.) So gesehen stellte sich sein stiller Gleichmut, jene Eigenschaft, die mir zuerst an ihm aufgefallen war, ganz anders dar. Durch seine sanfte Art demonstrierte er anderen – und sich selbst –, dass er frei von gefährlichen Aggressionen war. Mit seiner Überfürsorge schützte er jene, die ihm nahestanden.

Außerdem schützte sich Osman durch sein beständiges Kümmern gegen eine besondere Form der Hingabe – Regression in einen Zustand der Abhängigkeit. Er wollte, dass seine Partnerinnen ihm trauten und sich ihm emotional hingaben, doch wegen der Ereignisse in seiner Kindheit fürchtete er die Vorstellung, sich selbst jemandem hinzugeben. Osman akzeptierte diese Deutung, und wir redeten viele Monate darüber, aber er änderte sich nicht. Mit seinen eigenen Worten: »Ich möchte nicht der Mensch sein, der ich bin, scheine aber nicht der werden zu können, der ich sein möchte.«

Und dann, etwa drei Jahre nach Beginn seiner Analyse – in einer Zeit ohne Kontakt zu Tara, einer Zeit, in der er sich mit diversen anderen Frauen traf – veränderte sich etwas.

Osman erzählte mir von einem Erstgespräch, das er an jenem Morgen mit einem sieben Jahre alten Jungen, einem Flüchtling aus Afghanistan, geführt hatte. Was er erzählte, weckte in mir Anklänge an seine eigene Kindheit in Eritrea. Während Osman ein Bild beschrieb, das der Junge für ihn gemalt hatte, ein Bild von seinem Zuhause in Kandahar, musste ich daran denken, wie Osman mit seinem Großvater auf dem Boden gesessen und ihr Haus nachgebaut hatte.

Ich sagte Osman, in meinen Augen sorge er für diesen Jungen, wie sein Großvater für ihn gesorgt hatte, als er noch ein kleiner verängstigter Junge gewesen war. »Durch Ihre Arbeit«, sagte ich, »führen Sie das Leben Ihres Großvaters fort.«

Osman holte tief Luft. Eine Weile sagte er kein Wort. Schließlich bekannte er, es noch nie so gesehen zu haben. »Ich denke an meinen Großvater, meine Großmutter – an meinen Lehrer Mr Harris und an die Direktorin Ms Fry –, ich denke an die Menschen, die mich zu dem gemacht haben, der ich bin.«

Mir fiel auf, dass ich in der darauffolgenden Stille selbst an jene dachte, die mich geformt, mich ins Leben geliebt hatten. Wenig später musste ich daran denken, wie ich Psychoanalytiker geworden war – an meine Begegnung mit Marie Singer, an den Beginn meiner Lehranalyse bei Dr. Limentani. Es war ein tröstlicher Gedanke, dass ich ihr Leben fortführte, ihre Arbeit fortsetzte.

Und dann kam mir ein weiterer Gedanke.

Eines Tages in nicht allzu ferner Zukunft wird dies aufhören. Im Bruchteil einer Sekunde wird alles vergehen. Jener Tag, vor fünfzig Jahren, mit Marie in Southwold, der Beginn meiner Analyse bei Dr. Limentani, mein Bild von Osman, wie er mit seinem Großvater auf dem Boden sitzt – all dies Denken, all meine Gedanken, meine Gefühle werden nicht mehr sein. Meine Art zu leben wird mit mir vergehen. Die Psychoanalyse wird überdauern. Osman und meine anderen, jüngeren Kollegen werden in ihren Praxen mit ihren Patienten arbeiten, mich aber gibt es bald nicht mehr. Keine Gedanken, keine Worte. Nichts.

Als ich aus diesen Gedanken wieder auftauchte, begriff ich, dass ich einen Fehler gemacht hatte.

Osman suchte eifrig nach der ›richtigen‹ Partnerin. Er glaubte, sein Problem sei es, die Liebe zu finden. Sein wahres Problem aber war es, sich damit abzufinden, dass er sie eines Tages verlieren wird.

Eine jede Liebe geht zu Ende. Über diese Tatsache wollte Osman nicht nachdenken. Seine immer wiederkehrende, niemals endende Beziehung mit Tara, sein hektisches Dating, seine Überfürsorge für eine nicht abreißende Folge von Frauen – die er, wie er einmal sagte, »austauschbar« fand –, all dies Geben, und doch war da, um es mit seinen Worten zu sagen, »kein Vorwärtskommen«. Weil jede Liebe einmal endet, mied Osman die Liebe. Unbewusst hatte er sich ein Dasein geschaffen, das es ihm gestattete, mit der Illusion zu leben, es gäbe für die Liebe kein Ende.

Die große Aufgabe der Liebe und auch die große Aufgabe des Lebens ist es, uns selbst und andere zu sehen. Liebe ist die Entdeckung der Realität. Um die Realität zu sehen, brauchen wir etwas, das mir einmal als eine Art binokularer Sicht beschrieben wurde: durch die eine Linse sehen wir unser Leben, durch die andere unsere eigene Auslöschung.

Im Laufe der Jahre habe ich mit vielen Patienten über jene Unterschiede geredet, die zwischen Unterwerfung und Hingabe denkbar sind. In den Sitzungen mit Osman entdeckte ich etwas Neues. Ich verstand, wenn wir uns ganz hingeben, akzeptieren wir uns selbst und unser Gegenüber und damit die Realität der Zeit. Liebe – einen anderen Menschen finden, der uns etwas bedeutet – verankert uns in der Zeit.

Ich dachte einige Augenblicke darüber nach, wie ich Osman diese Gedanken vermitteln konnte. Dann sagte ich ihm, was ich über das Leben seines Großvaters berichtet hatte, sei nicht die ganze Wahrheit.

»Was fehlt denn noch?«

»Was fehlt? Ihr Großvater ist tot. Ich werde sterben. Und eines Tages werden auch Sie sterben.«

Osman erstarrte. »Das weiß ich. Vielleicht besser als Sie, schließlich bin ich auch Mediziner.«

»Ich denke nicht an irgendwelche Patienten, die auf der Krankenhausstation sterben. Auch nicht an den Tod im Allgemeinen«, sagte ich. »Ich denke dabei an mein persönliches Ende. Und an Ihres.«

»Ich wüsste nicht, was mein Tod mit alldem zu tun hat.«

»Die Liebe hat immer ein Ende«, sagte ich. »Und ich glaube, Sie konzentrieren sich auf die ›Suche nach der richtigen Frau‹, um sich vor dieser Tatsache zu schützen.«

»Ich habe mit dem Ende kein Problem – mein Gott, mein Großvater ist gestorben, meine Großmutter ist gestorben. Ich bin doch ständig mit dem Ende konfrontiert.«

»Ich glaube, gerade *wegen* dieser Tode scheinen Sie die

Erfahrung meiden zu wollen, dass jemand es mit Ihnen beendet oder dass Sie jemanden verlieren, den sie bis zum Tod lieben.«

»Ich will ja«, sagte Osman. »Ich kann nur nicht die Richtige finden.«

Ich erinnerte Osman daran, dass sich seine Beziehung zu Tara nicht verändert hatte, dass er selbst manchmal den Eindruck habe, seine Freundinnen seien austauschbar. »Sie haben mir erzählt, dass Ihre Beziehungen nirgendwohin führen, dass es keine Entwicklung gibt. Vielleicht geht es genau darum. Vielleicht ist es gerade das Ziel Ihrer Affären, Sie vor der Liebe zu schützen.«

Ich sei unfair, sagte Osman und fing an, mich an eine seiner erfolgreicheren Beziehungen zu erinnern. Sie seien kurz davor gewesen, zusammenzuziehen, und er habe sogar überlegt, ihr einen Antrag zu machen.

Langsam aber, kaum wahrnehmbar, schwand die Energie aus Osmans Stimme, bis er schließlich ganz aufhörte zu reden. Er lag auf der Couch, weshalb ich sein Gesicht nicht sehen konnte, aber ich meinte zu hören, wie er nur mit Mühe ein Schluchzen unterdrückte. »Ich komme nie über einen bestimmten Punkt hinaus«, sagte er.

Stille verbreitete sich im Zimmer. Etwas hatte sich geändert.

»Wir müssen einen Weg finden, dieses Problem zu lösen«, sagte er.

»Ja«, sagte ich. »Das müssen wir.«

Als unsere Zeit um war, richtete sich Osman auf, erhob sich aber nicht von der Couch, was er noch nie getan hatte.

»Ich muss hier noch einen Moment sitzen bleiben«, sagte er.

9. Heimfahrt

Wenige Monate ehe ich mich als Psychoanalytiker qualifizierte, kehrte ich im August 1987 nach Indiana zurück, um mich um meine Mutter zu kümmern. Das Haus meiner Eltern stand am Ufer des Lake Michigan. Trotz der Hitze ließ meine Mutter abends gern alle Fenster offen. Sie mochte die Geräusche, die ins Innere drangen – Bruchstücke einer auf dem Gehweg geführten Unterhaltung, der den Rasen sprengende Nachbar, aus der Ferne der Pfiff einer Lokomotive. An jenen Tagen, an denen sie im Bett bleiben musste, bereitete ich ihr das makrobiotische Essen zu, von dem sie glaubte, es mache sie gesund. Nachts schlief ich in einem Liegesessel neben ihrem Bett oder auf dem Wohnzimmerboden, falls die Hitze zu drückend wurde.

Am Monatsende kam meine Schwester aus Santa Barbara, um mich abzulösen, und ich kehrte nach London zurück. Wenige Wochen später drehte sich meine Mutter während eines Krankenhausaufenthalts zu meiner Schwester um, weil sie ihr etwas sagen wollte, brachte aber keinen Ton mehr hervor. Sie fuhr hoch, rang nach Luft und sackte dann auf ihrem Stuhl in sich zusammen. Meine Schwester rief nach Hilfe, die auch sofort kam. Der Raum füllte sich mit Ärzten und Krankenschwestern, die meine Mutter auf eine Trage hoben und meine Schwester aus dem Zimmer scheuchten, aber meine Mutter konnte nicht mehr gerettet werden.

Nichts hatte mich auf den Tod meiner Mutter vorbereitet – schon gar nicht die fünfzehn Jahre, in denen sie an Krebs litt. Sie hatte Brustkrebs gehabt, dann Lungenkrebs, dann Brustkrebs auf der anderen Seite, dann einen ›Fleck‹ auf der Leber, ein ständiger Kreislauf von Diagnose, Behandlung und Remission, der nur meine kindliche Überzeugung stärkte, dass sie niemals sterben würde.

In den Wochen nach ihrer Beerdigung fühlte ich mich unendlich müde. Abends schlief ich gleich nach der Arbeit ein, und an den Wochenenden lag ich auf dem Sofa und sah mir alte Schwarzweißfilme an. Mir war nicht klar, dass diese Müdigkeit Teil der Trauer war, zumindest *meiner* Trauer, ein Resultat jener inneren Arbeit, die es kostete, mich mit einer neuen Realität abzufinden – dieser Schwerstarbeit, sich eine Zukunft vorzustellen, in der meine Mutter nicht mehr erfahren würde, was aus mir wurde.

Ich dachte in jener Zeit nicht nur oft an die Zukunft, sondern auch an die Vergangenheit, an meine letzten Tage mit ihr. Wir hatten gern gemeinsam gelesen. Ich brachte ihr eine Tasse Tee, rückte den Liegesessel an ihr Bett und schlug ein Buch auf, meist eine Sammlung Kurzgeschichten von Anton Čechov. Wenn sie beim Vorlesen einschlief, legte ich ein Lesezeichen ins Buch, und wir machten am nächsten Tag da weiter, wo wir aufgehört hatten.

Čechovs Geschichten führten uns weit hinaus aus dem Krankenzimmer meiner Mutter, doch waren sie mehr als bloße Ablenkung. Čechov ist ein kluger Beobachter, der uns tief in das Leben anderer Menschen hineinzuführen vermag und dabei zeigt, wie widersprüchlich, wie unklar unsere Gefühle füreinander, aber auch für uns selbst sein können. Es gibt kein zentrales Problem, keinen Höhepunkt, keine Moral, nur die ruhige Stimme eines Freundes, der uns etwas Wesentliches erzählt.

Insbesondere ist mir in Erinnerung geblieben, wie ich ihr die Erzählung »Gusev« über einen kranken Soldaten vorgelesen habe, der auf einem Dampfer nach Hause fährt. Und ich erinnere mich, wie mir von den reichlich beschriebenen Einzelheiten über Gusevs Krankheit beim Vorlesen zunehmend unwohl geworden war.

Gusev, der seine Hängematte nicht mehr verlassen kann, wird von einem unbestimmten Verlangen geplagt, versteht aber nicht, was genau er eigentlich will. Ein Gewicht lastet auf seiner Brust, der Kopf wummert, der Mund ist so trocken, dass er die Zunge kaum bewegen kann. Er döst vor sich hin, träumt davon, das Brot aus dem Ofen zu nehmen, und dann stirbt Gusev.

Man sollte meinen, dass sein Tod ein Ende ist, man erwartet, dass die Geschichte damit aufhört, aber Čechov macht etwas Bemerkenswertes. Gusev stirbt, sein Leichnam wird in ein Tuch genäht, mit Gewichten beschwert und ins Meer gekippt – sein Leben ist vorbei. Die Erzählung aber geht weiter:

Er sinkt schnell in die Tiefe. Wird er den Grund erreichen? Es heißt, bis dahin seien es vier Verst. Nachdem er acht oder zehn Faden zurückgelegt hat, sinkt er immer langsamer, er schaukelt gemessen, als überlege er, und von der Strömung mitgerissen, gleitet er bereits schneller zur Seite als nach unten.

Da aber begegnet er auf seinem Weg einem Schwarm

kleiner Fische, die man Lotsenfische nennt. Als die Fische den dunklen Körper erblicken, verharren sie wie angewurzelt, und plötzlich machen sie alle kehrt und verschwinden. Nach weniger als einer Minute schießen sie pfeilschnell abermals auf Gusev zu und pflügen im Zickzack das Wasser um ihn herum.

Darauf taucht ein anderer dunkler Körper auf. Es ist ein Haifisch. Hochmütig und unwillig, als bemerke er Gusev nicht, schwimmt er unter ihn, und Gusev senkt sich auf seinen Rücken. Darauf dreht sich der Hai, mit dem Bauch nach oben, aalt sich in dem warmen, durchsichtigen Wasser und öffnet träge den Rachen mit zwei Reihen von Zähnen. Die Lotsenfische sind entzückt; sie haben haltgemacht und schauen zu, was weiter wird. Nachdem der Hai mit dem toten Körper gespielt hat, schiebt er, fast ohne zu wollen, den Rachen darunter, fährt vorsichtig mit den Zähnen darüber, und das Segeltuch über dem Körper zerreißt, vom Kopf bis zu den Füßen; der eine Eisenstab fällt heraus und sinkt schnell in die Tiefe, nachdem er die Lotsenfische erschreckt und den Hai in die Seite gestoßen hat.

Oben aber ballen sich währenddessen, wo die Sonne untergeht, Wolken zusammen; die eine Wolke ähnelt einem Triumphbogen, die andere einem Löwen, die dritte einer Schere … Aus den Wolken tritt ein breiter grüner Strahl und zieht sich bis zur Mitte des Himmels hin; wenig später taucht daneben ein violetter Strahl auf, neben diesem ein goldener, dann ein rosafarbener … Der Himmel wird zart lila wie Flieder. Der Ozean schaut zunächst finster drein, als er den prächtigen, zauberhaften Himmel sieht, bald aber nimmt er selbst zärt-

liche, fröhliche, leidenschaftliche Farben an, die man nur schwer mit Worten wiedergeben kann.

Nachdem ich die Geschichte zu Ende gelesen hatte, räumte ich das Buch beiseite und legte eine Hand auf die meiner Mutter. Kaum war sie eingeschlafen, zog ich die Jalousien zu und ging zum See.

Während ich mich ins Dünengras setzte und über mir sich die Wolken türmten, dachte ich, dass Gusevs Geschichte gar nicht verstörend zu sein schien, ganz im Gegenteil. Meine Mutter fand sie offenbar beruhigend, und mir schenkte sie größeren Frieden, als ich den ganzen Sommer über empfunden hatte.

In der Ferne hörte ich das leise, stete Ratatat eines langsamen Zuges. Ich saß da und wartete auf den Pfiff der Lok. Einen Moment lang war alles still.

10. Heimsuchungen

1

Kurz vor Ende seiner Sitzung beginnt Tobias B., ein Bildhauer, mir einen Traum zu erzählen – etwas über eine große Skulptur, die er an einem Strand gefunden hatte. Er redete so schnell, und der Traum schien so flüchtig, dass ich fürchtete, das meiste davon nicht mitbekommen zu haben.

»Entschuldigen Sie, aber könnten Sie das bitte noch mal wiederholen?«, bat ich.

Damals kam Tobias seit etwa zehn Jahren zu mir, hatte mir in dieser Zeit aber kaum einen Traum anvertraut. In dieser Dekade war es ihm zunehmend schwerer gefallen, Kunst zu schaffen, allerdings hatten wir auch nicht oft darüber geredet.

In diesem Traum ist Tobias am Strand. Er findet eine große milchweiße, angespülte Form, eine Skulptur, etwa so groß wie er selbst. Tobias sagte: »Ich dachte, sie sei aus Fiberglas, konnte bei näherem Hinsehen aber erkennen, dass sie eher wie die Schale einer Krabbe aussah.«

Er drehte die Hände, bis die Handinnenflächen einander gegenüberlagen und sie einen kleinen Bogen modellierten.

Nach einer Pause fuhr er fort: »Sie steckte im Sand fest. Der Sand war nass und dunkel, das Meer grau und still. Was auch immer in dieser Schale gelebt hatte, war fortgespült worden«, sagte er. »Wie ein Tier im Sand gefangen und gestorben.«

Er legte die gefalteten Hände in den Schoß.

»Das ist alles; das ist der ganze Traum«, sagte er. »Ich sehe diese angespülte, zerbrochene, leere Schale, und ich muss daran denken, dass diese Skulptur einmal etwas Lebendiges war und jetzt tot ist.«

Tobias schaute mich an. »Was denken Sie?«

»Erzählen Sie mir, was sich an diesem Traum für Sie wichtig anfühlt«, sagte ich.

Er war sich unsicher. Dann: »Sie steckte fest – die Skulptur steckte im Sand fest. Sie war tot. Der Traum war wie ein Albtraum. Ich bin davon wach geworden.«

»Erinnern Sie sich an unsere letzte Sitzung?«, fragte ich.

Tobias sah mich verwirrt an.

»Ich habe – wir beide haben – einige Male das Wort ›feststecken‹ benutzt.«

Tobias nickte. »Ach ja, richtig.«

»Ich frage mich, ob Ihr Traum eine Reaktion auf unser Gespräch sein könnte.«

Es war schon öfter passiert, dass Patienten einen Traum erzählten, der sich direkt auf etwas zu beziehen schien, dass ich in der Sitzung zuvor gesagt hatte. Einige Jahre zuvor holte ich für einen meiner Fälle den Rat eines Kollegen ein. Dieser Kollege hatte oft gute und tiefsinnige Gedanken. Und bei unserer nächsten Sitzung gab ich in meinen Deutungen begeistert die Ideen dieses Kollegen an meinen Patienten weiter. Tags darauf erzählte dieser dann einen Traum, in dem er auf der Savile Row ein Schneidergeschäft betrat. Der Verkäufer ließ ihn mehrere Anzüge anprobieren. »Sie waren wunderschön, und jeder passte perfekt«, sagte er, »aber irgendwie war es trotzdem eine unheimliche Erfahrung, denn sie alle waren gebraucht.«

Auf ähnliche Weise vermutete ich, dass Tobias' Traum eine Reaktion auf eine Idee sein könnte, die ich in der Sitzung zuvor zur Sprache gebracht hatte. Dabei *hatte* ich das Wort ›feststecken‹ mehrere Male benutzt. Die Sprache, mit der Tobias seinen Traum beschrieb, war sogar noch anschaulicher: »angespült«, »zerbrochen«, »eine leere Schale«, »einmal etwas Lebendiges und jetzt tot« – diese Worte beschrieben besser, wie Tobias sein Leben wahrnahm. Auf eine Weise wie nie zuvor weckte Tobias' Traum in mir auch die Vorstellung, durch einen Spalt hinabzusehen, tief, tief hinab, und kilometerweit unter meinen Füßen etwas Wesentliches zu erspähen, einen Aspekt von Tobias, den ich zuvor noch nicht bedacht hatte. Ich spürte, dass mir Tobias durch diesen Traum unwissentlich und unbewusst erzählte, dass er nicht feststeckte, sondern tot war.

2

»Tot im Leben« mag sich seltsam anhören, beschreibt aber ziemlich genau eine Reihe von Patienten, die ich im Laufe der Jahre gehabt habe. Die Wortwahl hat ihre Wurzeln im psychoanalytischen Konzept der ›toten Mutter‹, einer vom französischen Psychoanalytiker André Green entwickelten Hypothese, die eine besondere Form emotionaler Leere erklärt. Green meint damit niemanden, der tatsächlich den Tod eines Elternteils erfahren hat. Er versucht mit diesen Worten Patienten zu beschreiben, die von einer Mutter oder einem Vater großgezogen wurden, die physisch zwar präsent, emotional auf die eine oder andere Weise aber abwesend waren, leblos in einer kritischen Phase der Entwicklung des Kindes. Typisch für eine tote Mutter ist, dass sie ihr Kind füttert, badet und die Windeln wechselt. Sie macht alles, was von ihr erwartet wird, doch aufgrund einer tiefen, sie völlig vereinnahmenden Verzweiflung kann sie keinerlei Vitalität vermitteln. Green nahm an, dass das Kind einer toten Mutter oder eines toten Vaters zwar zu einem positiven, tatkräftigen, angenehmen Erwachsenen heranreifen kann, dass dessen animierte Fassade aber die Nachwirkung jenes Kindes ist, das wiederholt versuchte, die tote Mutter zum Leben zu erwecken. Andere Kliniker deuten an, das Kind könne den anderen Elternteil nachahmen, jenen Partner, der versucht hat, dem leblosen Elternteil entgegenzuwirken. Doch weil wir beide verinnerlichen, Mutter wie Vater, wird die innere Leere weitergegeben.

Für diese Patienten gilt gewöhnlich, dass sie zu mir kommen, weil jemand anderes, meist ihr Ehepartner, ihnen nahegelegt hat, Hilfe zu suchen. Im Vorgespräch kommt die innere Leere nur selten zur Sprache. Ihr kalter Kern zeigt sich erst im Laufe der Zeit. Verborgen von Charme und Begeisterung – ihren beträchtlichen akademischen oder beruflichen Leistungen – gibt es eine nahezu halluzinatorische Leere, die sie nicht verstehen können.

»Ich habe alles: eine Frau, Kinder, ein gutes Leben. In bestimmten Momenten aber empfinde ich eine absolut niederschmetternde Verzweiflung. Mein Leben scheint mir bedeutungslos«, erzählte eine Patientin.

Stets darauf bedacht, eine gute Vorstellung zu liefern, sind solche Patienten sexuell oft erfolgreich – und können doch nicht lieben. Ihre engagierte, energetische Sexualisierung ist ein Schutzmechanismus gegen Leere und Verzweiflung. Wie die ›Liebe‹, die sie einst erhielten, ist die ›Liebe‹, die sie geben, nur das Imitat von Liebe: sehr dünne Milch.

Tobias' Leere war anders. Sie war nicht das Resultat von Problemen seiner frühen Entwicklung, Folge einer ›toten‹ Mutter, eines ›toten‹ Vaters. Seine Leblosigkeit begann kurz nach dem Tod seiner Freundin Misaki. Natürlich löst der Tod einer Partnerin Trauer aus, Verzweiflung, manchmal auch Depressionen, aber mit einer solchen Art ›tot im Leben‹ zu sein, war ich noch nie konfrontiert gewesen. Sollte die Psychoanalyse bei ihm erfolgreich sein, war dies ein Rätsel, das wir lösen mussten.

Als wir uns das erste Mal trafen, war Tobias ein aufstrebender, vielversprechender Künstler. In *40 Under 40*, einem bekannten Kunstmagazin, war bereits etwas über ihn erschienen, und er hatte eine kleine Einzelausstellung in einem größeren Londoner Museum gehabt. Galerien und Kunstsammler in Amerika, Asien und Europa kauften seine Werke. Er besaß Freunde, Familie – ein Leben.

In den zehn Jahren meiner Arbeit mit Tobias – dem Jahrzehnt seit Misakis Tod – war ihm sein Leben langsam entglitten. Die Galerie, die seine Werke ausstellte, ging

Bankrott. Es fiel ihm schwer, sich mit einer anderen Galerie zu arrangieren. Als er die Hypothek nicht länger aufbringen konnte, vermietete er Haus und Atelier. Das so eingenommene Geld deckte seine Unkosten. Um nicht obdachlos zu werden, wurde er ein ›Haushüter‹ – jemand, der gegen geringe Miete auf ein leerstehendes Gebäude aufpasst –, was aber bedeutete, dass man ihn kurzfristig vor die Tür setzen konnte. Und das geschah auch öfter. Schließlich nahm Tobias das Angebot an, als Haushüter in einer leeren Schule zu wohnen, weit außerhalb von London, fort von Freunden und Familie. Wir trafen uns weiterhin regelmäßig, mittlerweile seit zehn Jahren, doch Tobias schien es endgültig aufgegeben zu haben, Skulpturen zu schaffen. Er hatte außerdem den Gedanken an eine Beziehung aufgegeben und auch daran, je Kinder zu haben. »Es wäre mir peinlich, jemandem zu zeigen, wo ich wohne«, sagte er.

Während dieser Zeit tat ich, was sich für einen Kliniker gehörte. Ich sprach über meine Arbeit mit Kollegen, machte eine Supervision. Ich schickte Tobias zur weiterführenden Beurteilung zu einem Kollegen, dann zu einem zweiten. Ihre Bemühungen blieben gleichermaßen erfolglos.

Es gibt während einer Psychoanalyse lange Phasen, in denen sich die Gefühle des Analytikers im Einklang mit seiner klinischen Auffassung befinden. Manchmal aber werden in ihm Gefühle geweckt, die das Eigentliche weit besser erfassen als sein rationales Verständnis der klinischen Situation. Manchmal ist seine unbewusste Wahrnehmung des Patienten dem klinischen Verständnis einen Schritt voraus. Ich glaubte, Tobias stecke fest, und sagte ihm das auch. In der darauffolgenden Woche teilte er mir dann durch seinen Traum etwas mit, das ich bereits seit einiger Zeit empfand, aber nicht zu denken vermocht hatte, geschweige denn, in Worte zu fassen: Tobias war tot.

In der ersten seiner Duineser Elegien stellt Rilke sich vor, wie es ist, tot zu sein:

Freilich ist es seltsam, die Erde nicht mehr zu bewohnen,
kaum erlernte Gebräuche nicht mehr zu üben,
Rosen, und andern eigens versprechenden Dingen
nicht die Bedeutung menschlicher Zukunft zu geben

Der Tod ist für Rilke kein körperlicher Zustand, sondern eine besondere Form des Fühlens: Die Toten *fühlen* sich seltsam, weil sie keine Zukunft haben. Es *fühlt* sich seltsam an, die Vergangenheit loszulassen, »selbst den eigenen Namen wegzulassen wie ein zerbrochenes Spielzeug«.

Und dann bemerkt er:

Seltsam, die Wünsche nicht weiterzuwünschen. Seltsam,
alles, was sich bezog, so lose im Raume
flattern zu sehen.

Zu irgendeinem Zeitpunkt, der mir entgangen war, hatte Tobias aufgehört, seine Wünsche zu wünschen. Aller Wünsche entleert, gehörte er nicht länger dem Lebensbogen an: Geburt, Wachstum, Tod. Er war vom Leben losgelöst, schwebte »so lose im Raume«.

3

Tobias und Misaki lernten sich im April 2008 kennen. Er war vierunddreißig, sie siebenundzwanzig. Er hatte Arbeiten für eine Galerie in Japan angefertigt und einige Zeit in Tokio verbracht. Eines seiner Werke wurde für eine Ausstellung im National Museum for Modern Art in Kyoto ausgewählt. Tobias und Misaki lernten sich bei der Ausstellungseröffnung kennen. »Sie fiel auf, doch schien sie das gewohnt zu sein ... wie sie gekleidet war ... so stilvoll, so cool ... sie war weit außerhalb meiner Liga, aber ich bin trotzdem auf sie zugegangen.«

Sie tauschten Telefonnummern aus und verabredeten sich. »Beim Essen – es war unser zweites Date, am nächsten Tag flog ich nach Berlin, um meine Eltern zu besuchen – sagte sie plötzlich: ›Ich weiß, ich muss Ihnen nicht alles anvertrauen, aber ich will es trotzdem sagen. Vor einem Jahr bin ich krank geworden und musste für einige Zeit ins Krankenhaus, weil ich Stimmen gehört habe. Ich war sehr krank, wurde aber wieder gesund. Jetzt geht es mir gut.‹ Ihre Offenherzigkeit fand ich liebenswert, aber da sie mir nicht im Mindesten neurotisch vorkam, hat mich diese Information doch sehr überrascht.«

Nach dem Essen erbot Misaki sich, Tobias durch Tokio zu seinem Hotel zu führen. Als sie sich auf dem Gehweg vorm Hotel gute Nacht wünschten, zog sie ihn an sich und küsste ihn leidenschaftlich, biss ihm in die Lippen. Später erzählte sie Tobias, gerade wegen seiner Zurückhaltung, weil er sie nicht auf sein Zimmer gebeten hatte, habe sie gewusst, dass sie ihm vertrauen könne. Misaki entschied, für einen Monat nach London zu kommen. Sie hatten sich erst zweimal getroffen.

Wenige Wochen später und nur einige Tage nach ihrer Ankunft in London gab Misaki ihr Hotelzimmer auf und zog in Tobias' Studio in West End, wo er wohnte und arbeitete. Tobias arbeitete tagsüber ein wenig, meist aber verbrachten sie Zeit zusammen. Sie gingen auf Vernissagen und nahmen Einladungen zu Abendessen und Partys an.

Bald nach ihrem Einzug sagte Misaki, sie wolle auf den Camden Market. In einem Schaufenster entdeckte sie ein Regal mit Glaspfeifen und sonstigem Drogenzubehör. »Ich sah ihrem Gesicht an«, sagte Tobias, »wie aufregend sie das fand.« An der Kasse stand ein junger Japaner. Misaki verwickelte ihn in ein lebhaftes Gespräch. Hinterher erzählte sie Tobias, sie hätte ihn gefragt, ob er ihr Crystal Meth besorgen könne. Sie sagte, in Japan nenne man Meth auch ›das Schnelle‹. Der Mann hatte gesagt, dass es in England nur schwer zu bekommen sei. »Damals habe ich Misaki zum ersten Mal über Meth reden hören«, sagte Tobias. »Ich habe nicht das Geringste darüber gewusst.«

Tobias war in seiner Galerie, als Misaki zwei Tage später nach Camden zurückkehrte, jemanden auf der Straße traf, der Drogen verkaufte, und sich Amphetamine besorgte. Als Tobias nach Hause kam, fand er sie im Bad, wo sie sich in die Toilette erbrach.

Es kam zu einem Streit. Tobias erklärte Misaki, ihre Drogen machten ihm Angst und dass sie bei ihm im Haus keine Drogen nehmen könne. »Ich weiß noch, dass ich so etwas gesagt habe wie: ›Bitte, gib mir nicht das Gefühl, ich sei nur dein Hotel.‹ Und dann hat sie etwas Bemerkenswertes gesagt. Sie ist in Tränen ausgebrochen und versprach, es nie wieder zu tun und dass sie es nur getan habe, weil sie ›Distanz zu mir wahren‹ wolle. Sie fürchtete sich davor, sich in mich zu verlieben.

Danach habe ich so gut wie aufgehört zu arbeiten, um mehr Zeit mit ihr zu verbringen, da ich wusste, wir hatten nur noch wenige Wochen, bis sie zurück nach Japan flog. Und ich begann mich zu fragen, wie es mit unserer Beziehung weitergehen sollte. Lebt man in derselben Stadt, können sich die Dinge lange Zeit sehr langsam entwickeln. Man kann sich treiben lassen. Wenn aber jemand auf die andere Seite der Welt zurückkehrt, fragt man sich, wird einer von uns in das Land des anderen ziehen? Ich weiß nicht, ob es deswegen war, jedenfalls begannen wir darüber zu reden, dass wir Kinder haben wollten. Solche Gespräche hatte ich mit keiner meiner früheren Freundinnen geführt, Frauen, mit denen ich viel länger zusammen gewesen war.

Ich will, dass Sie wissen, dass es mit ihr in jeder Hinsicht sehr intensiv war – emotional, sexuell«, sagte Tobias. »Manchmal war der Sex langsam und sanft, und wir konnten uns endlos ansehen und stundenlang küssen. Dann wieder waren wir wie wilde Tiere, kratzten und bissen. Bekam sie einen Orgasmus, sah sie einen Moment lang völlig anders aus. Ich spürte, dass ich sie sah – wer sie war, wer sie gewesen war. Ich konnte tief in ihr Herz blicken. Ich war total in sie verliebt, und sie sagte, ihr gehe es genauso. Unsere Beziehung war anders als alles, was ich zuvor erlebt hatte. Wir konnten vertrauensvoll über alles reden. Sie hat mir von sich erzählt, von ihren Problemen, ihrem Zusammenbruch.«

Dieser Zusammenbruch, erzählte sie Tobias, wurde durch Crystal Meth ausgelöst. Eine Freundin auf der Universität hatte Misaki damit bekannt gemacht. Diese Freundin hatte es selbst nur ein- oder zweimal geraucht, Misaki aber fiel es schwer, wieder damit aufzuhören. In dem Jahr, ehe sie Tobias kennenlernte, rauchte sie Meth jeden Tag. Sie wurde immer überdrehter, schlief und aß immer weniger, bis sie schließlich zusammenbrach. Sie verbrachte mehrere Monate in einem psychiatrischen Krankenhaus.

Warum hatte sich Misaki mit Crystal Meth selbst medikamentiert? Lag es an ihrer Depression? War es ihr Weg, die Liebe zu meiden? Von ihr oder ihrer inneren Welt konnte ich kein klares Bild gewinnen, hatte aber den Eindruck, dass sie in Tobias ihren Retter sah, den Mann, der sie von ihren Problemen erlösen würde. Und wie hat Tobias sie wahrgenommen? Da ihr Englisch begrenzt war, blieb sie für ihn letztlich unergründlich. Und das ließ ihm mehr Raum, sie zu schaffen, sie nach seinen Vorstellungen zu formen.

Und dann war da ihre Attraktivität. »Wenn sie wollte«, erzählte Tobias, »konnte sie die einschalten. Ihre Art, sich anzuziehen, zu sein – sie konnte zu einem wahren Kunstwerk werden.« Bei einer Gelegenheit luden Tobias und Misaki Freunde zum Tee ins Studio ein. Es sollte ein besonderes Ereignis werden, also schminkte sie sich und zog ein altmodisches weißes Satinkleid an, dazu ein neues Paar weißer Chuck Taylor Sneakers. Sie fuhren mit der Londoner Underground, und ihr Waggon war voller Kinder, die von der Schule zurück nach Hause fuhren. Die Kinder umdrängten Misaki, stellten Fragen, redeten auf sie ein, machten Selfies. Als sie zum Piccadilly Circus gingen, fragte eine Gruppe Touristinnen, ob sie ebenfalls ein Foto mit ihr machen dürften. Als Tobias mir diese Geschichte viele Jahre später erzählte, spürte ich, dass er mich wissen lassen wollte, wie sehr Misaki Männer, Frauen und Kinder verzaubern konnte, so wie sie auch ihn verzaubert hatte.

Tobias wollte mit Misaki nach Berlin fliegen, damit sie seine Familie kennenlernte, doch mussten sie feststellen, dass sich ihr Flugticket nicht umbuchen ließ. Sie kamen überein, dass Misaki für einige Wochen nach Japan fliegen und dann mit einem unbefristeten Ticket nach London zurückkehren würde.

Als sie wieder in Japan war, telefonierten Tobias und Misaki jeden Tag miteinander. An ihrem ersten Samstag daheim erzählte sie Tobias, dass sie am Abend auf eine Party gehen würde. Danach hörten ihre Anrufe auf. Sie ging nicht ans Telefon, textete nicht und schrieb keine E-Mails. Tobias war verwirrt, dann am Boden zerstört. »Ich dachte, sie wollte unsere Beziehung ohne jede Erklärung beenden«, sagte er. »Ich dachte, sie hätte auf der Party jemanden kennengelernt und mich fallengelassen.«

Sechs Wochen später, als er sich gerade damit abzufinden begann, dass er nie wieder von ihr hören würde, bekam er einen Anruf. »Mit sehr, sehr kleinlauter, furchtsamer Stimme sagte sie, sie sei im Krankenhaus und es gehe ihr schlecht.« Später erzählte sie Tobias, sie sei auf die Party gegangen und hätte es »mit Chrystal Meth übertrieben«.

Von da an telefonierten sie wieder jeden Tag. Drei Monate später kehrte Misaki, kaum aus dem Krankenhaus entlassen, nach London zurück. Ihre Mutter war für das unbefristete Ticket aufgekommen. »Ich war skeptisch, was ihre Rückkehr anging, freute mich aber auch darauf, wieder mit ihr zusammen zu sein.«

Lang, nachdem der letzte Passagier ihres Fluges die Ankunftshalle bereits verlassen hatte, hörte Tobias, wie sein Name über Lautsprecher aufgerufen und er gebeten wurde, zur Passkontrolle zu kommen. Man führte ihn in ein Verhörzimmer. Ein Zoll- und Einwanderungsbeamter erklärte ihm, da Misaki mit einer ungewöhnlichen Menge anti-psychotischer Medikamente nach Großbritannien einreisen wolle, müsse er bestätigen, dass sie bei ihm wohnen und dass er sich um sie kümmern werde. Sobald er sein Einverständnis gegeben hatte, wurde er in einen anderen Raum geführt. Misaki saß dort an einem Tisch. Sie hatte abgenommen. »Sie war nur noch ein Schatten ihrer selbst«, sagte er.

Tobias und Misaki fanden schnell zu einer Routine. Tagsüber arbeitete Tobias meist, manchmal auch abends. Misaki blieb bei ihm im Atelier, lag zusammengerollt auf dem Sofa, las oder hörte Musik mit den Kopfhörern, die Tobias ihr geschenkt hatte. Wenn er eine Pause brauchte, gingen sie zusammen spazieren oder aßen eine Kleinigkeit. Abends gingen sie zu einer Vernissage, ins Kino oder trafen sich mit Freunden zum Essen. Sie vermieden es beide, über ihre Zeit im Krankenhaus zu reden, über den Zusammenbruch oder über Crystal Meth. Trotz dieses gemeinsamen Verdrängens – oder vielleicht auch gerade deswegen – schien es Misaki langsam besserzugehen. »Wir haben viel Zeit damit verbracht, uns einfach nur zu umarmen, zu halten«, sagte Tobias. »Wir hatten gute Zeiten. Unsere Beziehung wurde intensiver, aber dieser zweite Aufenthalt war nicht leicht.«

Die Medikamente, die der japanische Psychiater Misaki verschrieben hatte, machten sie müde. Da Tobias die anstehende Ausstellung in Tokio vorbereitete, arbeitete er jeden Tag lang und begriff zudem rasch, dass er sich auch noch um Misaki kümmern musste. Er machte die Wäsche, übernahm das Putzen und Kochen. Er sorgte dafür, dass sie jeden Tag einige Zeit an der frischen Luft verbrachte, meist gingen sie eine Stunde am Regent's Canal spazieren. »Ich glaube, nach fünf Monaten Zusammenleben hat sie meinen Frust gespürt, denn eines Tages sagte sie, sie wolle nach Japan zurück. Sie plante, vor mir nach Tokio zu fliegen, einige Wochen vor Beginn meiner Ausstellung. Natürlich habe ich mir Sorgen gemacht. Ich hielt die Gefahr, dass sie erneut Crystal Meth nahm, für ziemlich ernst, aber sie meinte, sie hätte wieder angefangen, Stimmen zu hören. Die machten ihr Angst. Sie wolle in der Nähe ihres Arztes sein. Ich habe ihr geglaubt.«

Sechs Wochen später, nicht mal ein Jahr nach ihrer ersten Begegnung, flog Misaki allein zurück nach Japan. Sie verließ den Flughafen, fuhr zum Haus ihrer Eltern und fand ein wenig Crystal Meth, das sie dort versteckt hatte. Sobald sie es geraucht hatte, rief sie ihre Mutter auf der Arbeit an, um ihr zu sagen, dass sie sich nicht gut fühle. Sie bat sie, gleich zu kommen, was ihre Mutter auch tat, doch ehe sie zu Hause eintraf, hatte ein Passant die Polizei angerufen, weil Misaki schreiend mitten auf der Straße stand.

Das geschah, zwei Wochen ehe Misaki bei Tobias anrief. In ihrem Gespräch teilte sie ihm mit, dass sie sich in einer geschlossenen psychiatrischen Anstalt befand. »Sie wusste, dass ich kam, und sie wollte wieder gesund werden, damit sie mit mir zusammen sein konnte und weil wir auf Bali Urlaub machen wollten. Ich dachte, es geht ihr schon besser. Ihre Psychiater dachten das auch, weshalb man entschied, sie aus der Geschlossenen auf die psychiatrische Station eines normalen Krankenhauses mit Entzugsklinik zu verlegen.«

An ihrem ersten Abend im neuen Krankenhaus sprachen Tobias und Misaki wieder miteinander. Sie wirkte ruhig, nachdenklich. »Ich war sehr bestimmt, sie mehr sie selbst. Sie sagte, wenn ich nach Japan komme, könne ich sie dort besuchen, da sie dem Personal gesagt hatte, ich sei ihr Verlobter. Vielleicht könne sie das Krankenhaus sogar verlassen und zu mir ins Hotel kommen. Sie sagte, sie vermisse mich. Sie sagte, dass sie mich liebe. Ich erwiderte, dass ich sie auch liebe. Als ich auflegte, fühlte ich mich ruhiger. Sogar ein bisschen hoffnungsvoll.«

Am nächsten Morgen, erzählte mir Tobias, verließ Misaki das Krankenhaus und ging mehrere Straßen weit zu einem Mietshaus, in dem sie als Kind gewohnt hatte. Einige Wochen später zeigte man Tobias den Film der Videoüberwachung: Misaki fuhr mit dem Fahrstuhl zum Dachgarten. »Man kann sie sehen, wie sie auf der Bank sitzt und Musik über die Kopfhörer hört, die ich ihr geschenkt hatte«, erzählte er. »Nach ungefähr einer halben Stunde geht sie zum Geländer, klettert rüber – und verschwindet.«

»Sie wollen mir sagen, dass sie Selbstmord begangen hat?«

»Na ja, ob das wirklich alles absichtlich war und sie …« Tobias verstummte. »Ob sie überhaupt gewusst hat, was sie tat, ist sehr unklar. Sie geht bis an den Rand und dann einfach weiter. Sie zögert keine Sekunde. Ich habe nicht den Eindruck, dass das eine irgendwie wohlüberlegte Entscheidung war.«

»Wollen Sie damit sagen, sie hätte unter Drogen gestanden? Crystal Meth?«, fragte ich.

»Nein, nein, sie war nicht auf Droge – ich meine, sie hatte nur die von ihrem Psychiater verschriebenen Medikamente eingenommen. Ich glaube, es war eher eine Art Unfall.«

»Sie denken nicht, dass es Selbstmord war?«

»Am Abend zuvor hat sie mir erzählt, dass sie aufhören will zu rauchen«, sagte er. »Und wer gibt schon das Rauchen auf, wenn er vorhat, sich umzubringen?«

Ich antwortete nicht. Konnte nicht antworten. Ich empfand ein Gefühl überwältigender Trauer für Misaki und Tobias und ertappte mich bei dem Gedanken, dass Misaki das Rauchen aufgab, sei genau eine jener Entscheidungen, die man kurz vor einem Selbstmord trifft. Ich erinnerte mich an eine Geschichte, die mir ein Kollege über eine Patientin erzählt hatte, die mit zweihundert Aspirin einen Selbstmord versuchte. Sie schluckte einhundertneunundneunzig, brachte aber die letzte nicht runter, weil die auf den Boden gefallen und womöglich voll mit Bazillen war. Selbstmord ist eine ziemlich ambivalente Tat. Das Verlangen zu sterben muss unseren Lebenswillen überwinden. Während ich dies niederschreibe, fällt mir eine Patientin ein, eine junge Frau, deren Vater sich die Pulsadern aufschnitt. Im Bericht des Gerichtsmediziners werden eine Reihe von ›Zögerungsmalen‹ auf den Unterarmen erwähnt – winzige Schnitte, die er ausgeführt hat, ehe er sich an das schwierige Werk des Selbstmordes machte. Tobias klammerte sich an jenen kleinen Teil von Misaki, der weiterleben wollte, und weigerte sich, jenen größeren Teil von ihr wahrzunehmen, der in der festen Absicht auf das hohe Gebäude gefahren war, sich auszulöschen.

Noch etwas fiel mir auf: Misaki hatte Tobias und ihren Psychiatern Hoffnung gemacht, hatte sie überzeugt, dass es ihr schon besser ging. Für präsuizidale Patienten ist das nicht ungewöhnlich. Was auch immer die Ursache sein mochte – ob es ein Merkmal ihres eskalierenden inneren Konflikts war oder der bohrende, sadistische Wunsch, jemanden zu verletzen –, indem Misaki Hoffnungen weckte, hat sie ihre Psychiater und Tobias mit gesteigerten Gefühlen von Verwirrung, Versagen und Reue zurückgelassen.

»Mir ist nie in den Sinn gekommen, dass sie sterben könnte«, sagte Tobias. »Ich glaube, ich habe nicht ein einziges Mal daran gedacht, dass unsere Beziehung einmal enden würde.«

4

Eine Woche nachdem Tobias mir seinen Traum erzählt hatte, kam er zu früh zur Sitzung. Er wirkte auf eine Weise anders, die ich nicht gleich verstand. Er strahlte auch eine andere Energie aus.

Sobald er Platz genommen hatte, sagte er: »Ich habe die Skulptur wiedererkannt – die milchweiße Form –, ich weiß, was das ist.«

Tobias beugte sich vor. »Zwei Wochen nach Misakis Tod bin ich nach Japan geflogen, nach Osaka. Ich habe ihre Schwestern und ihre Mutter getroffen. Ihr Dad wollte mich nicht sehen. Ich hätte ihm gern gesagt, dass ich versucht hatte, auf sie aufzupassen«, sagte Tobias, »dass ich mein Bestes gegeben hatte.«

Er fuhr fort, der Ton nun schärfer, entschlossener. »Als ich kam, sind wir vier ins Wohnzimmer gegangen, um uns vor einen Schrein zu setzen, den sie für Misaki errichtet hatten – Fotos, Blumen, Räucherstäbchen. Wir unterhielten uns eine Weile, machten Smalltalk.

Dann fragte mich Misakis ältere Schwester, ob ich Misakis Knochen sehen möchte. Ihr Englisch war nicht besonders gut. Aus Höflichkeit stimmte ich zu. Also nahm sie den Deckel von dieser Kiste ab, und darin lagen Misakis Knochen.«

Tobias öffnete den Mund, als wollte er weiterreden, hielt inne und versuchte es dann aufs Neue. Er redete sehr leise. »Sie waren geordnet, sorgsam in die Kiste gepackt, der Schädel oben, weshalb er auch das Erste war, was ich gesehen habe.«

Er fuhr fort: »Ihre Zähne. Ich habe sie wiedererkannt.« Seine Stimme begann zu zittern. »Ich kann das Gefühl nicht beschreiben, das mich überkam. Etwas Ähnliches habe ich noch nie gespürt. Alles erstarrte. Die Welt stand still.

Sie schien mich anzulächeln. Ich weiß nicht, wie ich es anders beschreiben soll. Ich dachte, Misaki sieht mich an, von der Seite. Nur gab es da noch eine andere Seite, von der sie mich auch ansah, da ihr Schädel zerbrochen war. Sie kam mir vor wie etwas von Picasso. Und dann änderte sich etwas. Ich nehme an, es handelte sich um eine Art Bewältigungsmechanismus. Im Kopf hörte ich mich sagen: ›Ach, Misaki, du siehst heute echt nicht gut aus – was meinst du, sollten wir uns nicht eine Pause gönnen und es für eine Weile etwas ruhiger angehen lassen?‹

Ich kenne sonst niemanden, der den Totenschädel eines geliebten Menschen gesehen hat. Das widerspricht einfach unserer Kultur. Dass es jedoch Teil der japanischen Kultur ist, habe ich nicht gewusst, hatte es einfach nicht erwartet.«

Tobias sah zu Boden, dann wieder zu mir hoch. »Nach unserer letzten Sitzung habe ich fast sofort begriffen, dass die Skulptur in meinem Traum – *diese milchweiße Form* – ein Stück von Misakis Schädel war, jenem Teil, den ich bei meinem ersten Blick in die Kiste gesehen hatte. Meine Traumskulptur ist ihr Schädel.«

Er atmete tief aus. »Und hier bin ich, zehn Jahre später, und träume von diesem Moment. Ich kann ihn nicht ungesehen machen.«

Tobias erklärte mir später, dass die Japaner ihre Toten bei niedrigeren Temperaturen verbrennen, so dass Haut und Fleisch zu Asche werden, die Knochen aber übrig bleiben. Nach der Verbrennung zerbricht ein buddhistischer Priester den Schädel in mehrere Stücke. Und dann legen die Familie und der Priester die Knochen mit Hilfe einiger besonders großer Stäbchen in eine Kiste, die Füße zuunterst und ganz oben der Schädel.

»Es war nicht nur, dass ich ihre Knochen gesehen habe«, sagte Tobias, »es war die ganze Situation. Misakis Mutter hatte sie in ihrem Leib getragen. Und da war sie nun, saß neben der Kiste mit den Knochen ihrer Tochter. Ich habe … ich konnte das einfach nicht fassen. Und dann hat ihre Mutter etwas getan …«

Tobias sah plötzlich sehr müde aus, und mir war klar, dass er darum rang, mir etwas zu sagen.

»Lassen Sie sich Zeit«, sagte ich.

Tobias holte tief Luft. »Zu einem der schönsten Momente mit Misaki kam es bei ihrem zweiten Besuch, als wir zusammen zu einem Konzert gingen. Es war ein wunderbarer Abend. Und dann sagte sie: ›Oh ja, wir sollten beide tragen eine Kette, denn wir verstehen uns so gut.‹ Sie sagte das in ihrem lustigen Englisch, und ich war mir nicht sicher, was genau sie meinte. Plötzlich wurde sie sehr verlegen. Sie zeigte ihre Gefühle für mich, und das war etwas, was sie nicht gewohnt war. Ich war gerührt und sagte: ›Ja, natürlich.‹ Später erzählte sie mir, in Japan täte man das, wenn man heiraten wolle; man tauscht keine Ringe aus, sondern eine Halskette, die dann unter der Kleidung getragen wird. Als sie sagte: ›Lass uns das tun‹, war das ihre Art, mir mitzuteilen, dass wir uns verloben sollten. Also suchten wir zwei Halsketten aus und trugen sie von da an.

Nachdem die Schwester mir Misakis Knochen gezeigt hatte, ging ihre Mutter aus dem Zimmer und kam mit zwei Tüten zurück. In der ersten war Misakis mit getrocknetem Blut beschmierte Halskette. Sie war blutbefleckt … weil die Mutter sie ihrer Tochter bei der Identifikation der Leiche abgenommen hatte. Sie gab sie mir … Ich habe sie noch immer, in der Tüte, mit dem getrockneten Blut. Und dann sagte sie: ›Hier sind Ihre Kopfhörer.‹ Sie gab mir die Bluetooth-Kopfhörer, die ich Misaki geschenkt hatte. Die waren in der zweiten Tüte, diese zerbrochenen, geräuschreduzierenden Kopfhörer – ebenfalls voll mit getrocknetem Blut. Und als ich diese Dinge in meinen Händen hielt, sagte die Mutter in einem irgendwie ganz nüchternen Ton: ›Der Sturz hat ihren Körper zerschmettert, aber das Gesicht hatte nicht zu sehr gelitten, weshalb sie leicht zu identifizieren war.‹«

Tobias blickte an mir vorbei in eine unbestimmte Ferne. »Misakis Knochen zu sehen, das getrocknete Blut auf ihrer Kette, den Kopfhörer – buchstäblich ihr Blut auf den Dingen zu sehen, die ich ihr geschenkt hatte … Wir waren im Wohnzimmer, redeten höflich, ruhig, aber mir platzte fast der Kopf. Was ich zu Misakis Tod beigetragen haben mochte, tat mir so leid. Das stand außer Frage. Aber alles, was ihre Mutter tat, war, als wollte sie sagen – obwohl ich mir sicher bin, dass es nicht so gemeint war, nur kam es mir so vor –, als wollte sie sagen: ›Sehen Sie, was Sie meiner schönen Tochter angetan haben. Jetzt ist sie bloß noch ein Haufen Knochen.‹ Im Laufe meines Besuchs fühlte ich mich erst traurig und dann immer mehr wie ein Mörder. Als hätte ich sie umgebracht.«

Während er redete, begriff ich zum ersten Mal, dass Tobias zwei schreckliche Schicksalsschläge erlitten hatte – erst Misakis Selbstmord und dann diese Begegnung.

»Sie sind kein Mörder«, sagte ich.

»Ich hätte sie nie, niemals allein nach Japan zurückkehren lassen dürfen«, sagte Tobias und begann zu weinen. »Hätte ich sie daran gehindert, nach Hause zurückzufliegen, würde sie noch leben«, sagte er unter Tränen.

»Vielleicht«, erwiderte ich. »Vielleicht aber auch, wenn ihre Mutter sie vom Flughafen abgeholt hätte. Vielleicht, wenn eine ihrer Schwestern daheim gewartet hätte, damit

Misaki nicht in ein leeres Haus zurückkommen musste. Vielleicht, wenn der Vater sie im Krankenhaus besucht und sie sich nicht so allein gefühlt hätte. Vielleicht, wenn ihre Psychiater sie nicht aus der geschlossenen Anstalt entlassen hätten.«

Tobias trocknete sich die Augen und schüttelte den Kopf. »Ich bin mir sicher, dass ich Ihnen deshalb nie von diesem Treffen erzählt habe. Ich konnte einfach nicht. Ich habe mich zu schuldig gefühlt.«

»Sie sind für Misakis Tod nicht verantwortlich.«

»Sie wissen noch nicht alles«, sagte er. »Ich habe Ihnen erzählt, ich sei bei unserem letzten Telefongespräch zu Misaki sehr *bestimmt* gewesen – das ist nicht wahr. Ich habe ihr gesagt, durch ihre Crystal-Meth-Sucht hätte sie so viel verloren. Ich war«, Tobias hielt kurz inne, »ich war ziemlich bissig. Ich habe gesagt: ›Ich hoffe, das ist es wert gewesen.‹ Ich habe gesagt: ›Jetzt können wir keinen Urlaub in Bali machen. Wir können noch nicht mal in Japan zusammen zu sein.‹ Woraufhin sie erwiderte: ›Nein, nein – das ist okay, du kannst mich besuchen. Familienmitglieder dürfen ins Krankenhaus kommen, und du bist mein Verlobter.‹ Woraufhin ich gesagt habe: ›Nein, ich bin nicht dein Verlobter.‹«

Tobias schüttelte den Kopf. »Ich wünsche mir so sehr, ich hätte das nicht gesagt, *wirklich* … sie war in einer psychiatrischen Anstalt. Ihr das zu sagen war sehr, sehr schlimm. Ihr das zu nehmen. Aber ich war so wütend. Ich hatte sogar gehofft, wenn ich in diesem Ton mit ihr rede, hilft ihr das vielleicht, mit dem Meth aufzuhören.«

Ich erinnerte Tobias daran, dass Misaki in Japan angefangen hatte, Meth zu nehmen, nicht, als sie mit ihm zusammen gewesen war – dass ihre Zeit in England ihr Leben vermutlich sogar verlängert hatte.

»Ich höre, was Sie sagen, aber ich fühle mich schuldig.«

Als Tobias erfuhr, dass Misaki von einem Hochhaus gesprungen und gestorben war, hat er es erst einfach nicht geglaubt. Er sagte, er hätte sich »wie betäubt, doch seltsam ruhig« gefühlt. Er verbrachte den Abend wie geplant und traf sich zum Essen mit Freunden. Er hatte keine Schuldgefühle. Seine Gefühle änderten sich erst durch den Besuch bei Misakis Familie. Das ist nicht ungewöhnlich. Die meisten Menschen reagieren auf den Selbstmord eines geliebten Menschen mit Unglauben, Gefühllosigkeit und Verleugnung. Dann aber setzt sich eine Geschichte durch: Irgendwer ist schuld. Familie und Freunde machen dem Psychiater Vorwürfe, dem Exmann, irgendwem. Man gibt sich selbst die Schuld. Wer sonst nichts über Sylvia Plath weiß, der glaubt, Ted Hughes sei für ihren Selbstmord verantwortlich. Vielleicht aber geben wir nach einem Selbstmord jemand anderem die Schuld, weil wir eigene Schuldgefühle vermeiden wollen.

»Ich glaube nicht, dass Sie für Misakis Tod verantwortlich sind«, sagte ich. »Ich glaube auch nicht, dass die Familie oder die Ärzte für ihren Tod verantwortlich sind. Ich glaube nicht einmal, dass Misaki selbst für ihren Tod verantwortlich ist.«

»Wie können Sie so etwas sagen?«

»Hätte sie durch irgendein Wunder überlebt, ist die Wahrscheinlichkeit hoch, dass sie Ihnen gesagt hätte, wie sehr sie ihren Sprung bedauere. Die meisten Überlebenden eines Selbstmordversuchs bedauern, dass sie versucht haben, sich umzubringen. Ich glaube nicht, dass irgendwer für Misakis Tod verantwortlich ist.«

»Aber ich *fühle* mich verantwortlich.«

»Ich weiß, aber es zu fühlen heißt nicht, dass es stimmt.«

Das ist es, dachte ich, dieses Schuldgefühl war die Ursache seines anhaltenden Trauerprozesses, seiner Unfähigkeit loszulassen. Tobias hatte mir einmal gesagt, er hätte Misaki durch einen Selbstmord ›verloren‹, aber ›verloren‹ kann ein sehr irreführendes Wort sein. Er hatte Misaki kaum ein Jahr gekannt, doch mehr als ein Jahrzehnt nach ihrem Tod schien sie immer noch ständig in seinen Gedanken präsent zu sein. In ihrer Abwesenheit war sie gegenwärtiger als zu Lebzeiten. Tod durch Selbstmord ist anders als alle anderen Tode: Die gewaltsame Tat macht das Trauern – insbesondere das Gehenlassen – schwierig, wenn nicht unmöglich.

Dr. Sarah A., eine junge Ärztin und eine meiner ersten Patientinnen, war wegen ihrer Depression bei mir in Behandlung. Ihr Vater starb, als sie vier Jahre alt war. Man hatte ihr erzählt, er sei an einem Herzinfarkt gestorben, in Wahrheit aber hatte er sich die Pulsadern aufgeschnitten. Sie erfuhr dies erst, als sie mit fünfundzwanzig hörte, wie ihre Mutter einer Freundin am Telefon erzählte, sie sorge sich, Sarah könne »wie ihr Vater« dem eigenen Leben ein Ende setzen. Dr. A. besaß zwar nur wenige Erinnerungen an ihren Vater, beschrieb seinen Tod aber als »emotional unverdaulich«. »Ich verstehe das nicht. Ich kann seinen Tod nicht verarbeiten, kann ihn nicht zersetzen, absorbieren. Er steckt wie ein fester Klumpen in meinem Herzen.«

Der sechzehn Jahre alte Sohn einer anderen Patientin, Mrs Zala B., einer Putzfrau, hatte sich vor die U-Bahn geworfen. Er war ein guter Schüler, und auf seinem Schreibtisch lag der sorgfältig vorbereitete Lernplan für die Mittlere-Reife-Prüfungen, eine Wunschliste für den siebzehnten Geburtstag und eine handgeschriebene Notiz, in der er seinen Eltern riet, nicht zu trauern, da er jetzt im Frieden mit sich sei. Mrs B. sagte: »Mir war, als wäre er mitten in einem Gespräch gegangen. Ich rede den ganzen Tag mit ihm. Jeden Tag.«

5

Tobias brauchte zehn Jahre, um mir erzählen zu können, dass er Misakis Knochen gesehen hatte und welche Gefühle die Begegnung mit den Schwestern und der Mutter in ihm ausgelöst hatten. Unter seinen berechtigten Sorgen um seinen Lebensunterhalt und seine Wohnung hatten wir ein riesiges unterirdisches Reservoir von Schuldgefühlen entdeckt.

Während der nächsten zwei Jahre begann fast jede unserer Sitzungen mit seinem Traum und der Erkundung seiner Schuldgefühle. Warum, fragte sich Tobias, habe ich bei ihr immer nachgegeben? Warum habe ich sie nicht in eine Entzugsklinik gebracht? Warum habe ich vor ihrem Rückflug nicht die Eltern angerufen, um ihnen zu sagen, dass sie süchtig nach Crystal Meth ist und man sie deshalb nicht allein lassen darf? Reue, Bedauern, Trauer – während wir Tobias' Gefühle lokalisierten und identifizierten, änderte sich langsam seine Einstellung zu sich selbst.

Während dieser Monate und Jahre der Selbstbefragung erzählte Tobias von seinem Traum oft mit einer Energie, die verriet, dass er damit noch nicht fertig war. Vor diesem Traum war Tobias fast ausschließlich mit der äußeren Welt beschäftigt gewesen – den Problemen, seine Werke zu verkaufen, seine Hypothek zu bezahlen, einen Platz zum Wohnen zu finden und so weiter –, jetzt schaute er mehr und mehr nur noch nach Innen.

Und dann, zwei Jahre nachdem er den Traum zum ersten Mal erzählt hatte, machte Tobias ein weiteres Geständnis: »Ich hätte meine Hand nicht auf ihren Schädel legen sollen; das hätte ich nicht tun dürfen.«

»Das haben Sie getan?«

»Ich habe ihren Schädel in die Hand genommen.«

Ein Schluchzer brach aus ihm hervor. »Ich hätte das nicht tun sollen – ich hätte ihre Knochen nicht berühren sollen, oder?«

Ich gab keine Antwort.

Nach einem kurzen Moment sagte er: »Ihre Schwester hatte Teile von Misakis Schädel angefasst, hat sie in Händen gehalten, fast, als wollte sie damit spielen. Und dann hat sie gesagt: ›Es sind einfach nur Knochen.‹ Ich denke, sie hat versucht, mich irgendwie zu … zu beruhigen. Aber ich konnte Misaki *sehen.* Wenn man sich liebt, kommt man sich sehr nahe. Ich kannte ihre Zähne, jeden einzelnen, die Lücken dazwischen. Und da waren sie, die Zähne, die mir in die Lippe gebissen hatten. Unverändert. Ich hätte nie geglaubt, sie noch einmal wiederzusehen.«

Tobias blickte zu Boden. »Ich glaube, ich wollte sie einfach nur berühren. Sie trösten. Also griff ich in die Kiste, wie ihre Schwester es getan hatte. Ich legte eine Hand auf ihren Kopf -«, er korrigierte sich – »ihren Schädel. Und ich hob ihn hoch.«

An dieser Stelle hob er seine Hände und formte einen kleinen Bogen, genau wie er es getan hatte, als er mir zum ersten Mal den Traum erzählte. »Er gab ein sehr leichtes, schwereloses Geräusch von sich, einen leeren Laut.«

Ich stellte mir vor, wie Tobias ihren Schädel hochhob, ihn hielt – und mir kam der Gedanke, dass er vor allem spürte, dass der Schädel die Berührung nicht erwiderte. Er berührte Misaki, aber sie war nicht mehr da. Es war das Nichts, das seine Berührung erwiderte. Ich sagte es Tobias.

»Ich hätte ihre Knochen nicht anfassen sollen«, sagte er.

Er senkte den Blick in seinen Schoß, sah mich aber schließlich an und sagte sehr bedacht: »Als ich sie berührte, habe ich mir etwas geholt. Ihr Tod fuhr in mich.«

Dann weinte er, wie ich ihn noch nie hatte weinen sehen.

In den darauffolgenden Minuten schien sich die Zeit zu verlangsamen. Der Augenblick dehnte sich aus, wurde zu stillem, grenzenlosem Raum. Meine Gedanken wanderten fort vom Wohnzimmer in Osaka. Ich war wieder in einem Bestattungsinstitut im nördlichen Indiana, beim Abschiedsgottesdienst, kurz bevor der Sarg meiner Mutter geschlossen wurde. Ich weiß noch, dass ich mich vorgebeugt hatte, um sie zu küssen, und auf eine Weise wie nie zuvor begriff ich, dass es nicht ihre Kälte war, die mir sagte, dass sie von uns gegangen war, sondern ihr *Nichtreagieren*.

Und dann stand ich, nicht zum ersten Mal, auf dem dunklen Sand aus Tobias' Traum. Vor mir das ruhige Meer, die Skulptur. Und ich sah, dass diese Form – das einst Lebendige, jetzt Tote – *beides* war, Misaki *und* Tobias. Sein Traum symbolisierte, verkörperte diese unaussprechliche Erinnerung: der Moment, in dem der Tod in ihn drang.

Seit ich dies niederschrieb, sind drei Jahre vergangen. Tobias redet nicht mehr über seinen Traum. Er ist aus unseren Gesprächen verschwunden. »Ich bin jetzt an einem anderen Ort. Die Dinge können sich immer noch schwer anfühlen, aber nicht mehr so schwer wie zuvor«, hat er vor kurzem gesagt. Und später in derselben Sitzung: »Es gibt so vieles, was ich falsch gemacht habe, so vieles, was auch Misaki falsch gemacht hat – aber warum ihr das zum Vorwurf machen? Warum mir? Ich dachte, es seien Dinge, die ich nie vergeben könnte, aber ich kann.«

Heute verstehe ich Tobias' Traum als eine Art Tor zur Unterwelt. Um das Hier und Jetzt begreifen zu können, müssen wir uns ins Dort und Damals hinabbegeben und Zeit mit den Toten verbringen. Meine Aufgabe besteht darin – in den Worten, Erinnerungen, Träumen meiner Patienten –, einen Weg hinab zu finden. Eine Reise in die Unterwelt ist notwendiger Bestandteil einer jeden Analyse: Wer ans Licht will, muss zuvor ins Dunkle.

Epilog: Liebe und Glück

Vor einigen Jahren machte ich mit meiner Frau und meinen beiden Kindern Urlaub in Norwegen. An unserem ersten Tag ging es einen steilen Pfad hinauf in die Berge, und wir machten bei einer alten Scheune Halt. Einige Ziegen und Schafe waren zum Grasen heraufgebracht worden, aber die Ställe waren leer, und die Scheune beherbergte mittlerweile ein kleines Café. Eine Frau machte Kakao für unsere Kinder und Tee für uns Erwachsene.

Am nächsten Tag beschlossen wir, noch weiter die Berge hinauf zu einem Wasserfall zu wandern. Es war dafür kein besonders gutes Wetter; es hatte die ganze Nacht geregnet, und am Himmel hingen schwere Wolken. Der Weg war rutschig, nicht gefährlich, verlangte aber einige Aufmerksamkeit. Am Tor lagen grob geschnitzte Wanderstäbe bereit, und die Kinder ließen sich Zeit bei der Auswahl ihres bevorzugten Stocks.

Uns einte – was im Alltag so selten der Fall ist – ein gemeinsames Ziel; und wir freuten uns darauf, zusammen durch die Berge zu laufen. Die Kinder – damals sechs und neun Jahre alt – waren stolz darauf, so hoch hinaufzuwandern. Als wir um eine Kehre bogen, kamen wir an eine kleine Lichtung, an der wir aus einem Bach trinken konnten. Unterwegs hatte uns das Geräusch von fließendem Wasser begleitet, Schnee, der schmilzt und den Berg herabrinnt. Als wir uns unserem Ziel näherten, wurde daraus ein gewaltiges Rauschen. Der Wasserfall war wunderschön, und wir waren froh, ihn erreicht zu haben – wie weit wir es doch geschafft hatten.

Wir saßen auf einem großen flachen Felsen neben dem Wasserfall, schauten in die Karte, aßen Ritz-Cracker und machten abwechselnd Fotos. Wenige hundert Meter über uns waren die Berge noch unter Schnee begraben; unter uns erstreckte sich der Geirangerfjord. Meine Frau und ich betrachteten hingerissen das Panorama, die Kinder auch, wobei sie sich schnell wieder ihrem unmittelbaren Umfeld zuwandten. Meine Tochter hockte sich hin, um eine glockenförmige Blüte zu pflücken, während mein Sohn sich die Taschen mit Steinen füllte.

Während wir den Berg hinabliefen, musste ich an das Vergehen der Zeit denken – wie seltsam es doch mitanzusehen war, wie der Tag sich in den Weiten der Natur entfaltete, abseits alltäglicher Routinen und anderer Menschen. Ich dachte über das geordnete Vergehen der Zeit im Laufe meiner Arbeit nach. In den meisten Wochen sah ich denselben Patienten vier- oder fünfmal, oft zur selben Tageszeit im selben Raum für eine festgesetzte Zeit. Dank der Wiederholung offenbarten sich gewisse repetitive Verhaltensweisen meiner Patienten. Einer kommt immer einige Minuten zu spät. Eine andere schließt, wenn sie geht, nie die Praxistür. Wieder ein anderer legt sich auf das Sofa und knackt mit den Knöcheln, ehe er zu sprechen beginnt. Eine Patientin kommt in mein Sprechzimmer, und wie langsam oder schnell ich mich auch zu meinem Sessel begebe, nimmt sie, wenn ich mich setze, immer exakt im selben Moment auf dem Sofa Platz. Diese Frau war viele Jahre lang eine Tänzerin, eine Ballerina im *corps de ballet*. Was hat das zu bedeuten? Warum versucht sie immer noch, ihre Bewegungen mit denen eines anderen zu synchronisieren?

Erstaunlich an jeder dieser Wiederholungen ist, dass sie absichtlich nicht in dieser Form durchzuführen wären. Entschiede man, zu jeder Sitzung einige Minuten zu spät zu kommen, würde man von Zeit zu Zeit unweigerlich scheitern – es wäre ein wahrer Kampf. Für das Unbewusste ist es das nicht.

Für den Analytiker können diese Gewohnheiten bedeutungsvoll sein. Der Patient, der stets einige Minuten zu spät kommt, mag es unbehaglich finden, zu früh zu kommen und sich vor der Sitzung im Wartezimmer aufzuhalten – vielleicht meidet er damit ein Gefühl des Ausgeschlossenseins. Und die Ballerina? Sie scheint sich wohler, sicherer zu fühlen, wenn wir dasselbe zur selben Zeit machen, als würde es für sie bedeuten, dass sich auch unsere Gedanken im Gleichklang befinden.

Wir alle haben ein begründetes Interesse an unseren Gewohnheiten. Gewohnheit, wie Proust bemerkte, ist »eine zweite Natur, die uns hindert, die erste kennenzulernen«. Unsere kleinen Verhaltensweisen geben uns womöglich ein Gefühl der Macht, eine Ahnung davon, wie es wäre, die Zeit zu beherrschen, statt von ihr mitgerissen zu werden – davon, uns vor dem Verlauf der Zeit mit den einhergehenden Veränderungen und Verlusten zu schützen.

Dann blickte ich auf und merkte, dass ich zurückgefallen war. Meine Familie lief mir voraus und hatte den Bauernhof schon fast erreicht. Es war seltsam, sie so zu sehen, zusammen, aus der Ferne – meine Frau, die voranging und aufpasste, dass keines der Kinder stürzte, mein Sohn, der versuchte, am Wegrand entlangzulaufen, und meine Tochter, die keinen Fuß falsch setzte.

Und dann überkam mich der Gedanke: So wird es sein. Sie werden ohne dich weitermachen, du wirst sie laufen lassen müssen. So kommt es einmal. Mit dir ist alles gut – und mit ihnen auch.

Im Sprechzimmer konzentriere ich mich auf Details, auf die einzigarten Aspekte im Leben eines jeden Patienten, hier in den Bergen aber, wo die Zeit gleichsam verstärkt wirkt, erspüre ich Verbindungen über Generationen hinweg. Einen Moment lang war ich traurig. Dann überkam mich ein anderes Gefühl: die stille Freude, sich nach dem zu sehnen, was man hat – vielleicht die schönste Form des Glücks.

Quellen und Anmerkungen

Anmerkung des Autors

Die Geschichten in diesem Buch beruhen auf meiner Arbeit als Psychoanalytiker. Um die Verschwiegenheitspflicht gegenüber meinen Patienten zu wahren, habe ich ihre Namen und eine Identifikation gestattende Einzelheiten fortgelassen. Sofern möglich, wurde die Erlaubnis meiner Patienten eingeholt, Material aus ihrer Analyse veröffentlichen zu dürfen. Allen, die mir ihre Erlaubnis gaben, bin ich dafür dankbar, diese Berichte über unsere gemeinsame Arbeit veröffentlichen zu dürfen.

Die Porträts der Psychoanalytiker und Psychoanalytikerinnen Amadeo Limentani, Anna Freud, Dorothy Burlingham, Marie Battle Singer, Harold Stewart und Mervin Glasser beruhen auf meinen Erinnerungen.

Motti

Iris Murdoch: *The Bell*, London, 1958.

Rainer Maria Rilke: *Briefe an einen jungen Dichter*, Leipzig, 1929.

Prolog: Hingabe

Emmanuel Ghent: *Masochism, submission, surrender: Masochism as a perversion of surrender, Contemporary Psychoanalysis*, 26 (I), 1990. Ebenfalls erschienen in: *The Collected Papers of Emmanuel Ghent, Heart Melts Forward*, herausgegeben von Victoria Demos und Adrienne Harris, London: Routledge, 2018.

M. Glasser, P. King, M. Laufer & A. Hayman: Obituary: Adam Limentani 1913–1994. *International Journal of Psychoanalysis* 76/1995, S. 1031–1034.

Iris Murdoch: »The Sublime and the Good«, in: *Existentialists and Mystics, Writing on Philosophy and Literature,* Peter Conradi (Hg.), New York: The Penguin Press, 1998, S. 215.

Martha C. Nussbaum: *Love's Knowledge: Essays on Philosophy and Literature*, Oxford: Oxford University Press, 1990.

Heirate mich

Stanley Cavell: *Pursuits of Happiness: The Hollywood Comedy of Remarriage*, London: Harvard University Press, 1981.

Sigmund Freud: »Zur Psychologie der Traumvorgänge« (1900), in: *Die Traumdeutung*, Studienausgabe Bd. 2, Frankfurt a. M.: Fischer Verlag, 2000.

Phyllis Rose, *Parallel Lives, Five Victorian Marriages,* London: Chatto & Windus, 1984.

John Steiner, »The Recovery of Parts of the Self Lost Through Projective Identification: The Role of Mourning«, in: *Psychic Retreats, Pathological Organizations in Psychotic, Neurotic and Borderline Patients,* London: Routledge, 1993, S. 54–63.

Arthur Valenstein: »On Attachment to Painful Feelings and the Negative Therapeutic Reaction«, *Psychoanalytic Study of the Child* 28/1973, S. 365–392.

Judith Viorst: Necessary Losses, New York: The Free Press, 2002.

[GH1]NB new entry

Verlorene Liebe

Melanie Klein: »Neid und Dankbarkeit. Eine Untersuchung unbewußter Quellen« (1957), in: Melanie Klein, *Gesammelte Schriften*, Stuttgart, 2000. Übersetzung.: Elisabeth Vorspohl.

Czesław Miłosz: »Liebe« (2001), in: Czesław Miłosz: *Gedichte*, Aus dem Polnischen von Doreen Daume, Karl Dedecius, Gerhard Gnauk, Christian Heidrich. © 2013 Carl Hanser Verlag GmbH & Co. KG, München.

Philip Roth: *Der menschliche Makel* (2001), München, 2003. Übersetzung: Dirk van Gunsteren.

P. Roth und A. Lemma (Hg.): *Envy and Gratitude Revisited*, London: Karnac, 2008.

Ignês Sodré: »*Even now, now very now* … On envy and the hatred of love«, in: *Imaginary Existences*, London: Routledge, 2008. Ein Essay über Othellos wahnhafte Eifersucht und Jagos Neid – meines Wissens der beste Vortrag über Neid und Liebeshass.

H. Stewart: *Psychic Experience and Problems of Technique*, London: Routledge, 1992.

Ein unmögliches Verlangen

Christopher Bollas: *Free Association*, London: Ikon Books, 2002.

Ronald Britton: »The Missing Link: Parental sexuality in the Oedipus complex«, in: *The Oedipus Complex Today, Clinical Implications*, R. Britton, M. Feldman, E. O'Shaughnessy (Hg.), London: H. Karnac Books Ltd., 1989, S. 83–101.

Sigmund Freud: *Erinnern, Wiederholen und Durcharbeiten*, (Weitere Ratschläge zur Technik der Psychoanalyse II) (1914), Studienausgabe, Ergänzungsband, Frankfurt a. M.: S. Fischer Verlag, 2000.

Sigmund Freud: »Verbrecher aus Schuldbewusstsein« (1916), in: Sigmund Freud, Studienausgabe Band X, Frankfurt a. M.: S. Fischer Verlag, 1982.

Mervin Glasser: »Some Aspects of the Role of Aggression in the Perversions«, in: *Sexual Deviation*, I. Rosen (Hg.), Oxford: Oxford University Press, 1979 (2. Auflage), S. 278–305.

Amadeo Limentani: »A Re-evaluation of Acting Out in Relation to Working Through«, *International Journal of Psychoanalysis* 47, S. 274–282.

D. W. Winnicott: »The Anti-social Tendency«, in: *The Collected Works of D. W. Winnicott,* Bd. 5, 1955–1959, Leslie Caldwell, Helen Taylor Robinson (Hg.), Oxford: Oxford University Press, 2017.

Fleischliche Begierden: Drei Fälle

Leo Bersani: *The Freudian Body. Psychoanalysis and Art*, New York: Columbia University Press, 1986.

Judith Butler: *The Psychic Life of Power*, Stanford: Stanford University Press, 1997, dt: *Psyche der Macht: Das Subjekt der Unterwerfung*, Frankfurt a. M.: Suhrkamp, 2002.

Sigmund Freud: *Drei Abhandlungen zur Sexualtheorie*, 1905.

Sigmund Freud: *Über die allgemeinste Erniedrigung des Liebeslebens*. Frankfurt a. M., 1912.

Melanie Klein: »The Oedipus Complex in the Light of Early Anxieties«, 1945. *International Journal of Psychoanalysis* 26,: S.11–33.

Julia Kristeva: *Powers of Horror*, New York: Columbia University Press, 1982.

Adam Limentani: »To the Limits of Male Heterosexuality: The vagina-man«, *Journal of Analytic Psychotherapy and Psychopathology* 2/1984, S. 115–29. Ebenfalls erschienen in: *Between Freud and Klein, The Psychoanalytic Quest for Knowledge and Truth*, London: Free Association Books, 1989.

Adam Phillips, *Winnicott*, London: Penguin Books, 2007. Erstmalig bereits 1988 veröffentlicht, bleibt dieses Buch doch die beste Einführung zu Donald Winnicott und seinem Denken.

Donald Winnicott: »Home Again, 1945«, in: *Deprivation and Delinquency*, Clare Winnicott, Ray Shepherd und Madeleine Davis (Hg.), London: Tavistock Publishing, 1984, S. 47.

Donald Winnicott (gemeinsam mit Clare Britton für Human Relations verfasst, 1947): »Residential Management as Treatment For Difficult Children«, in: *Deprivation and Delinquency*, Clare Winnicott, Ray Shepherd und Madeleine Davis (Hg.), London: Tavistock Publishing, 1984, S. 52.

Donald Winnicott: »Hate in the Counter-Transference«, *International Journal of Psychoanalysis* 30/1949, S. 69–74. Ebenfalls erschienen in: *Through Paediatrics to Psycho-Analysis*, London: Hogarth Press, 1982, S. 199.

Verbindungen

Die in dieser Geschichte dargestellten Figuren und Ereignisse sind – abgesehen von eindeutig öffentlich bekannten Personen – frei erfunden. Ähnlichkeiten mit realen Personen, ob lebend oder tot, wären rein zufällig.

Der Satz »Was für den Hecht Freiheit bedeutet, bedeutet den Tod für die kleinen Fische« stammt aus der am 31. Oktober 1958 gehaltenen Antrittsvorlesung von Isaiah Berlin an der Universität Oxford. »Two Concepts of Liberty«, Oxford: Oxford University Press, 1958, S. 9.

Der Satz, »Nimm dir, was du willst, und zahle den Preis« leitet sich von einem spanischen Sprichwort ab: »Y Dios le dijo al hombre: Toma lo que deseas, y paga por ello.« – Und Gott sagt zum Menschen: Nimm dir, was du willst, und zahle den Preis.

Das Zitat des Psychoanalytikers Wilfred Bion stammt ursprünglich aus Robert Gosling: »Gosling on Bion«, *The Tavistock Gazette*, Diamond Jubiläumsausgabe, 1980, S. 22–23. Es wird auch angeführt in: N. Symington: *The Analytic Experience, Lectures from the Tavistock*, London: Free Association Books, 1986, S. 278, wie auch in: N. Symington: »Where is the medicine of healing in psychoanalysis?«, *Australasian Journal of Psychotherapy* 25/2005, S. 6–22.

Roland Barthes: *Fragmente einer Sprache der Liebe*, Frankfurt a. M.: Suhrkamp, 1988. Übersetzer Hans-Horst Henschen.

Francis Grier (Hg.): *Oedipus and the Couple*, London: Karnac Books, 2005. (Nachdruck London: Routledge, 2019).

Mary Morgan: »On Being Able to be a Couple: The importance of a ›creative couple‹ in psychic life«, in: *Oedipus and the Couple* Francis Grier (Hg.), London: Karnac Books, 2005, S. 9–30.

Mary Morgan: *A Couple State of Mind, Psychoanalysis of Couple and the Tavistock Relationships Model*, London: Routledge, 2019.

Das Geschenk

Iris Murdoch: »The Sublime and the Good«, in: *Existentialists and Mystics, Writings on Philosophy and Literature*, Peter Conradi (Hg.), New York: Penguin Press, 1998.

Funken

Dr. Marie Singer war die erste schwarze Psychoanalytikerin in Großbritannien. Für weitere Informationen über ihr Leben siehe: Professorin Jane Rhodes und Professorin Lynn Hudson: From Mississippi to Cambridge: Marie Battle Singer, Britain's first Black psychoanalyst, Cambridge: Wolfson Hall, 2021. https://vimeo.com/522837361.

Anne Bolt: »In Memoriam Marie Battle Singer«, *Journal of Child Psychotherapy* 11/1985, S. 3.

Janet Malcolm: *Reading Chekhov: A critical journey*, London: Granta Books, 2001.

James Burns Singer: *Collected Poems*. Mit einer Einführung herausgegeben von James Keery, Manchester: Carcanet Press Limited, 2001.

Tomas Tranströmer: »Gleise«, in: Tomas Tranströmer: *Sämtliche Gedichte*, Aus dem Schwedischen von Hanns Grössel, © 1997 Carl Hanser Verlag GmbH & Co. KG, München.

Liebe und Zeit

Sigmund Freud: *Vergänglichkeit*, Gesammelte Werke, Bd. 10, 1916, S. 358–361.

Iris Murdoch: »The Sovereignty of Good Over Other Concepts«, in: *Existentialism and Mystics, Writings on Philosophy and Literature,* Peter Conradi (Hg.), London: Penguin Books, 1999. In diesem Essay schreibt sie (S. 385): »Den Tod zu akzeptieren hieße, unser eigenes Nichts anzuerkennen – und eben diese Erkenntnis drängt uns dazu, uns dem zuzuwenden, was außerhalb unseres Selbst liegt.« Ähnlich siehe auch Li-Young Lees Gedicht: »To Hold«, in: *Behind My Eyes*, New York: Norton, 2008, S. 98.

Helen Vendler: *Last Looks, Last Books: Stephens, Plath, Lowell, Bishop, Merrill*, Princeton: Princeton University Press, 2010. In ihrer erhellenden Studie prägt sie den Begriff »binokulare Sicht«, womit sie die Sicht zugleich auf Leben und Tod meint.

James Robertson: *A Two-year-old Goes to Hospital.* 16-mm-Film, zwei Versionen (40 Minuten und 30 Minuten), auf Englisch und Französisch (Concord Video and Film Council, 1952). Der bahnbrechende Dokumentarfilm des Psychoanalytikers James Robertson zeigt, welch dauerhafter emotionaler Schaden einem Kind von wohlmeinenden Ärzten und Krankenschwestern zugefügt wird, das zu jung ist, um die Notwendigkeit der Operationen oder die Abwesenheit der Mutter zu verstehen.

Donald Winnicott: »Metapsychological and Clinical Aspects of Regression within the Psychoanalytic Set-up«, in: *Through Paediatrics to Psychoanalysis*, London: The Hogarth Press Ltd, 1958.

Heimfahrt

Anton Čechov: »Gusev«, 1890, in: Das Čechov-Lesebuch, Zürich 1983. Übersetzer: Peter Urban.

Francine Prose: »Learning from Chekhov«, in: *Writers on Writing*, Robert Pack und Jay Parini (Hg.), London: Middlebury College Press, University Press of New England, 1991.

James Wood: »What Chekhov Meant by Life«, in: *The Broken Estate*, New York: Random House, 2000.

Heimsuchungen

Margaret Atwood: »Descent: Negotiating with the Dead. Who makes the trip to the Underworld, and why?«, in: *Negotiating with the Dead: A Writer on Writing*. London: Virago, 2003.

Christopher Bollas: *The Shadow of the Object: Psychoanalysis of the Unthought Known*, New York: Columbia University Press, 1987.

Donald Campbell und Rob Hale: *Working in the Dark: Understanding the Pre-suicide State of Mind*, London: Routledge, 2017. Unvoreingenommen und tiefgründig, das beste Buch, das ich über präsuizidale Geistesverfassung und die Psychotherapie des suizidalen Patienten kenne.

André Green: *Die tote Mutter: Psychoanalytische Studien zu Lebensnarzissmus und Todesnarzissmus*, Gießen, 2011. Übersetzer: Eike Wolff und Erika Kittler.

Robert Pogue Harrison: *The Dominion of the Dead*, Chicago: University of Chicago Press, 2003.

Robert Macfarlane: *Underland: A Deep Time Journey*, London: Penguin Random House, 2019.

Janet Malcolm: *The Silent Woman: Sylvia Plath and Ted Hughes*, New York: Picador, 1993.

D. Owens, J. Horrocks und A. House: »Fatal and Non-fatal Repetition of Self-harm: Systematic review«, *British Journal of Psychiatry*, 2002 (181), S. 193–199.

Adrienne Rich: »Diving into the Wreck«, in: *Diving into the Wreck: Poems 1971–1972*, New York: W. W. Norton & Company, Inc., 1973, S. 22–24.

Rainer Maria Rilke: »Die erste Duineser Elegie«, in: Duineser Elegien, Leipzig, 1923.

Andrew Solomon: *The Noonday Demon, An Atlas of Depression*, London: Scribner, 2001.

Danksagungen

»Furcht ist der Feind des Schreibens«, sagt mein Freund John Lahr. Er und Carin Besser waren meine ersten Leser. Sie haben beide ein Gefühl für Sprache und fürs Erzählen. Ihre Sorgfalt und ihr Scharfsinn schufen für mich ein Sicherheitsnetz, das mir die Freiheit schenkte, sagen und schreiben zu können, was ich wollte. Die Diskussionen mit ihnen über meine Arbeit zählen zu den größten Freuden meines Lebens.

Dies ist meine zweite Zusammenarbeit mit Clara Farmer bei Chatto & Windus. Sie kennt mich gut. Claras Einfühlungsvermögen, ihre Begeisterung und ihr elegantes Lektorat prägen jede Seite dieses Buches.

Ein außergewöhnliches transatlantisches Redaktionsteam unterstützte dieses Projekt und feilte an meiner Prosa: Bei Random House in den USA die unvergessene, geschätzte Susan Kamil sowie Andy Ward, der dieses Buch mit Energie, Begeisterung und Anmut übernahm. Mein Dank gilt auch Hilary Redmon von Random House für ihre sorgfältige Lektüre und ihren Rat sowie Sarah St. Pierre von Random House Canada.

In diesem Dankesreigen verdient auch das großartige Team aus den Bereichen Öffentlichkeitsarbeit, Marketing und Gestaltung meine Anerkennung – sie haben den Buchstart maßgeblich unterstützt. In London, bei Chatto

& Windus/Vintage: Priya Roy, Fergus Edmondson und Kris Potter. Mein Dank gilt ebenso Managing Editor Graeme Hill, der Lektorin Alison Tulett und der Assistenzredakteurin Rosanna Hildyard – sie alle haben dieses Buch merklich verbessert. In New York, bei Random House: Carrie Neill, Ayelet Durantt, Julia Harrison und Alison Rich.

Georgia Garrett, die ich zum Glück meine Agentin nennen darf, stand mir mit vielen klugen Anmerkungen zur Seite. Einen herzlichen Gruß auch an all die wunderbaren Menschen bei Rogers, Coleridge & White – besonders an Sam Coates, Stephen Edwards, Tristan Kendrick, Laurence Laluyaux, Ivy Pottinger-Glass und Peter Straus. In New York gilt mein fortwährender Dank Melanie Jackson.

Auf dem langsamen Weg zur Fertigstellung von *Die unbewusste Sprache der Liebe* waren vielen Menschen so freundlich, erste Entwürfe zu lesen: Catrin Aaronovitch, David Aaronovitch, Christopher Bollas, Susanne Calice, Donald Campbell, Clare Carlisle, Wendy Cope, Adam Duncan, Anjali Grier, Francis Grier, Lynn Hudson, Cornelia von Kleist, Stephen Lehmann, Paul Mayersberg, Carl Miller, Masaaki Nishimura, Alejandra Perez, Penny Pilzer – die ich vermisse –, Siân Putnam, Jane Rhodes, Julia Samuel, John Scholar, Jonathan Sheldon, Ben Stambler, Helen Tyson und Bettina von Zwehl. Für ihre Anmerkungen zu verschiedenen Fassungen und zum endgültigen Manuskript danke ich insbesondere auch meinen Freunden Mark Ellingham, Robert Icke, Natania Jansz und Zara Tempest-Walters.

Ich wünschte, ich würde schneller Bücher schreiben –

allein schon, um meiner Frau Nicola Luckhurst öfter öffentlich danken zu können. Seit Beginn unserer Beziehung vor fünfundzwanzig Jahren sind die Ideen, die *Die unbewusste Sprache der Liebe* durchziehen, Teil unserer gemeinsamen Gespräche. Als aufmerksame Leserin mit umfassender literarischer Bildung ist sie mir eine unschätzbare Gefährtin: Dass sie meine Geschichten liest und ihre Gedanken mit mir teilt, ist für mich ein großes Glück. Dafür – und für so vieles mehr – bin ich ihr zutiefst dankbar. Dieses Buch widme ich Nicola und unseren geliebten, liebevollen Kindern.

Und schließlich möchte ich auch jenen Menschen danken, denen ich namentlich keinen Dank aussprechen kann: meinen Patienten.